Uwe Henrik Peters · Kurt Pollak

Vom Kopfschmerz kann man sich befreien

Vom Kopfschmerz kann man sich befreien

Erfahrungen aus einer Kopfschmerz-Klinik

Von
Uwe Henrik Peters und
Kurt Pollak

Mit Abbildungen im Text

2. Auflage

verlegt bei Kindler

Redaktion: Traut Felgentreff
Korrekturen: Dieter Lang
Umschlaggestaltung: H. Numberger
Gesamtherstellung: May + Co., Darmstadt
Printed in Germany
ISBN 3 463 00649 9

Inhaltsübersicht

Statt eines Vorwortes

Sie haben dieses Buch gekauft, weil Sie unter Kopfschmerzen leiden. Sie haben die Hoffnung, vielleicht auch den Eindruck, es könnte etwas für Sie Brauchbares darin enthalten sein. Sie können es nicht einsehen, daß Sie sich mit Kopfschmerzen als einem schicksalsbedingten Leiden abfinden müssen. Sicher haben Sie für Kopfschmerzmittel schon ein Vielfaches des Buchpreises ausgegeben, manche andere Mittel und verschiedene Ärzte probiert. Ich möchte nicht, daß Sie enttäuscht werden, wie wohl früher schon. Deswegen möchte ich Ihnen sagen, warum ich mich mit der Erkennung und Heilung von Kopfschmerzen befasse.

Ich selbst habe bisher keinen Tag meines Lebens mit Kopfschmerzen zugebracht. Darüber wundere ich mich manchmal selbst. Bei mir nahestehenden Menschen habe ich immer wieder Kopfschmerzen erlebt, als Kind schon. Diese Erwachsenen machten ein ernstes Gesicht, sagten, sie hätten Kopfschmerzen und daß ich sie in Ruhe lassen und keine Fragen stellen sollte. Ich verstand damals nicht, was das war. Immer wieder fragte ich, ob die Kopfschmerzen jetzt vorbei sind. Später, als Jugendlicher, hörte ich deutlichere Klagen, gewöhnlich am Telefon. Mein Vater und Großvater waren schon Ärzte, so daß ich öfters am Nachmittag das Telefon bewachen mußte. Mancher Anrufer ließ sich nicht abhalten, mir seine Kopfschmerzgeschichte zu erzählen, obwohl ich immer wieder sagte, daß ich nur der Sohn des Arztes war. Sie mußten es wohl einfach jemandem erzählen, obwohl sie wußten, daß ich nicht helfen konnte.

Als junger Arzt sah ich viele Kopfschmerzkranke. Ich stellte sorgfältig die Untersuchungen an, die ich gelernt hatte, und wenn sich dabei keine Organkrankheit fand, verordnete ich irgendein Kopfschmerzmittel. Ich glaube nicht, daß ich damit vielen Menschen geholfen habe, was mich sehr entmutigte, denn ich wollte gerne helfen. Als ich dann an einer Klinik Psychiater wurde, sah ich eine Zeitlang wenig Kopfschmerzkranke. Wer geht schon wegen Kopfschmerzen in eine psychiatrische Klinik — doch nur der,

der auch dieses letzte Mittel nicht unversucht lassen will oder wer schon richtig tablettensüchtig ist. Aber mein Lehrer, Professor Störring in Kiel, zeigte mir manchmal auch, daß man in so verzweifelten Fällen Erfolg haben kann, wenn man ausdauernd und optimistisch ist.

Gleich nachdem ich nach Mainz gekommen war, schloß ich mich 1970 einer eben unter Führung von Professor Frey sich bildenden Arbeitsgruppe an, in der sich Fachleute vieler Disziplinen mit chronischen Schmerzen befaßten. Ich war beeindruckt von der großen Zahl Kopfschmerzkranker, die — neben vielen anderen verzweifelten Schmerzkranken — von überall her kamen. Ich versuchte, mich systematisch in ihre Beschwerden und Probleme zu vertiefen. Die meisten hatten noch nie mit einem Psychiater gesprochen. Sie waren aber gern zur weiteren Mitarbeit bereit, wenn ich ihnen die Gründe erklärte, und kamen auch zur stationären Behandlung in unsere Klinik, wenn ich es für notwendig hielt. So entstand allmählich das, was man in angelsächsischen Ländern eine »Kopfschmerzklinik« nennt. Wir sammelten sorgfältig immer mehr Erfahrungen, woran sich insbesondere mein Mitarbeiter Dr. Garcia beteiligte, und freuten uns über die rasch zunehmenden Behandlungserfolge. Der immer stärker anschwellende Strom von Hilfesuchenden ermöglichte zwar konzentrierte und umfangreiche Erfahrungen und lehrte überhaupt, ein wie großes Problem der Kopfschmerz darstellt und wie ratlos der einzelne Kopfschmerzkranke gewöhnlich ist, der nicht einmal weiß, an *welchen* Arzt er sich denn nun wenden soll, ließ aber auch in vielen Fällen die Grenzen der eigenen Wirkungsmöglichkeit erkennen.

Hieraus entstand der Wunsch, den Kopfschmerzkranken als Mithelfer bei der Behandlung, als Ko-Therapeuten zu gewinnen, den vielen betroffenen Menschen die Erfahrungen und Ergebnisse mitzuteilen, auch wenn wir keine Wundermittel zu bieten haben. Da Wissenschaftler bekanntlich eine für Nichtwissenschaftler unverständliche Sprache benutzen, mußte ich mich auf die Suche nach einem »Übersetzer« begeben, der schließlich in Dr. Pollak gefunden wurde, dem das Buch viel zu verdanken hat.

Professor Dr. med. Uwe Henrik Peters

Mainz, im März 1976

Einleitung

Kopfschmerz — Leiden von Millionen

Im Vordergrund des medizinischen Interesses und an der Spitze der Todesursachen stehen heute Herz- und Kreislaufkrankheiten (Herzinfarkt, Bluthochdruck usw.) und der Krebs. Im Schatten dieser großen »Killer« wuchert aber ein anderes Übel, das Millionen von Menschen in aller Welt das Leben, Arbeit und Freizeit, verleidet: der Kopfschmerz.

Jeder Arzt weiß aus seiner Sprechstunde, daß Kopfschmerzen meist ebenso häufig wie schwer heilbar sind; eine Krankheit oder ein Krankheitszeichen, das den Arzt zu weiteren Überlegungen zwingt und ihn unterscheiden lehrt: Er diagnostiziert Kopfschmerz, der »harmlos« ist, das heißt, nicht lebensgefährlich – aber auch nicht wegzubringen. Daneben sieht er Kopfschmerzen, die gefährlich, aber oft heilbar sind.

Nicht selten gibt sich der Arzt damit zufrieden, diese wichtige Unterscheidung getroffen zu haben und die als gefährlich erkannten Kopfschmerzen angemessen zu behandeln. Den anderen Patienten wird eines der vielen, gut wirksamen Kopfschmerzmittel verschrieben, die zwar im Augenblick helfen, die aber auf Dauer — das weiß jeder Kopfschmerzkranke am besten — das Problem Kopfschmerz nicht lösen, sondern sogar verschärfen. Die Folge: Es gibt eine große Zahl von Kopfschmerzkranken, die ruhelos von Arzt zu Arzt wandern — immer in der Hoffnung, *den* Arzt oder *das* Mittel zu finden, das mit einem Schlag alle Probleme beseitigt, obwohl sie die Erfahrung längst eines Besseren hätte belehren müssen. Diese unheilbar scheinenden Fälle sind für die Autoren ein Hauptgrund, dieses Buch zu schreiben.

Was die Zahl der Kopfschmerzkranken anbetrifft, gibt es leider kein zuverlässiges Zahlenmaterial. Aber selbst vorsichtige Schätzungen führen zu Resultaten, die unglaubhaft erscheinen, ohne Zweifel jedoch aufzeigen, wie häufig der Kopfschmerz das hervorstechendste Symptom einer Befindlichkeitsstörung oder einer Krankheit bildet. Tunis und Wolff schätzten schon im Jahr 1953, daß 70 Prozent der Bevölkerung von *Zeit zu Zeit* an Kopfschmerz leiden. In der BRD wären dies demnach 42 Millionen Menschen! Sehr oft handelt es sich um eine vorübergehende Unpäßlichkeit: Übermüdung, eine durchfeierte Nacht, Wetterwechsel und Föhn oder besondere Aufregungen und Belastungen sind die Hauptursachen. Ein paar Stunden Ruhe, eine Tasse Kaffee, ein paar Tabletten irgendeines Kopfschmerzmittels bringen den Kopfschmerz schnell zum Verschwinden. Aber auch die Zahl der Menschen, die *immer wieder* und *sehr häufig* oder *dauernd* unter Kopfschmerzen leiden, ist sehr groß. Die Schätzungen liegen bei 6 bis 12,5 Prozent der Bevölkerung (= 3,6 bis 7,5 Millionen in der Bundesrepublik). Diese Kranken werden durch ihren Kopfschmerz wesentlich beeinträchtigt. Sie leiden unter dem wiederkehrenden oder ständigen Kopfschmerz, weil er ihr Wohlbefinden mindert, und sie sind deprimiert, weil ihr Lebensgenuß zeitweise oder immerwährend eingeschränkt wird. Schließlich geraten sie unfreiwillig in eine gesellschaftliche Vereinsamung — sie ziehen sich von anderen Menschen zurück, wechseln öfters ihren Arbeitsplatz und werden nicht selten sogar in der eigenen Familie als Ballast empfunden.

Von allen, die gelegentlich oder häufig an Kopfschmerz leiden, sucht im Laufe der Zeit nur etwa ein Zehntel ärztliche Hilfe auf; die anderen sind fest davon überzeugt, daß ihnen doch nicht geholfen werden kann. Umgekehrt wären die Ärzte auch gar nicht in der Lage, alle Kopfschmerzkranken zu versorgen. Auf jeden der 115 000 deutschen berufsausübenden Ärzte kämen etwa 60 Kopfschmerzkranke. Viele Ärzte sind aber in Krankenhäusern, in der Verwaltung, in der Industrie und anderweitig beschäftigt, nur knapp die Hälfte aller Ärzte sind freipraktizierend; von diesen sind wiederum etwa die Hälfte Fachärzte, so daß auf jeden Allgemeinarzt in der Praxis etwa 250 Kopfschmerzkranke kämen. Wollte man die Behandlung nur den 1000 niedergelassenen Nervenärzten überlassen, müßte jeder von ihnen 7500 Kopfschmerzkranke behandeln.

Diese Überschlagsrechnung zeigt, daß neben der Kategorie »harmlose bzw. unheilbare Krankheiten« noch die Kategorie »unbehandelbare Krankheiten« eingeführt werden muß — denken Sie nur an die vielbeklagte Kostenexplosion im Gesundheitswesen! Diese Situation läßt nur eine Lösung zu: Den Kranken selbst als Therapeuten hinzuzugewinnen. Man muß ihn über die Ursachen aufklären und ihm alle Möglichkeiten eröffnen, mit denen er seine Beschwerden selbst positiv beeinflussen kann. Wir wissen wohl, daß wir in diesem Buch keine Wundermittel anbieten können — aber doch eine nicht geringe Zahl wirksamer Hilfen.

Ein paar Beispiele

Migräne. Karl Adam*, 32 Jahre. Luftverkehrskaufmann. Kopfschmerzen seit dem siebten Lebensjahr. Früher seltener, aber seit fünf Jahren dreimal in der Woche für ein bis zwei Tage. Beginn der Schmerzen im Nacken, dann in den Schläfen, dann in den Augenhöhlen, aber immer nur auf der linken *oder* der rechten Seite. Danach tritt Erbrechen ein, bis die Tränen kommen. Die Schmerzen sind drückend, »unerträglich, grausam«, er hat den Eindruck, als wenn der Schädel platzen würde und »daß man die Schädelkalotte freilegen sollte, um den Druck entkommen zu lassen«. Die Schmerzen treten besonders auf, »wenn eine Streßsituation vorbei ist«, am Feierabend, nach Aufregung, nach Alkoholgenuß, bei Schlafmangel und verlängertem Schlaf am Wochenende. Mit sieben Jahren schlug er beim Springen in ein Schwimmbecken hart auf, so daß ein Zahn ausbrach und wahrscheinlich auch die Wirbelsäule verrenkt wurde. Adam ist — wenn er keine Kopfschmerzen hat — eine aktive, fröhliche Natur, in der Arbeit gründlich, gegenüber Kritik ziemlich empfindlich. Er empfindet innere Spannung und hat zu seiner eigenen Verwunderung Angst im Wald, vor Vogelspinnen, Fliegen und Schlangen.

Versuche mit Allgemeinärzten, Internisten, Augenärzten und Naturheilpraktikern blieben ohne Erfolg. Er nahm seit Jahren täglich mehrere Kopfschmerzmittel ein. Die Untersuchung in der Kopfschmerzklinik deckte keine Körperkrankheit auf, auch keine Wirbelsäulenstörung. Die Behandlung durch Entziehung der Medikamente, mit Bewegungsbädern, Unterwassermassage und spezieller Stärkungsgymnastik bei zeitweiliger Gabe eines Mittels gegen Depression führte rasch zum Verschwinden der Kopfschmerzen. Gleichzeitig wurde das Autogene Training eingeübt und der

* Die in diesem Buch beschriebenen Fälle sind authentisch, die Namen von Patienten und ihren behandelnden Ärzten wurden geändert.

Patient gegen Angst »desensibilisiert«. Heute kann Adam gelegentlich auftretende, leichte Migräneanfälle ohne Medikamente allein mit Hilfe des Autogenen Trainings zum Abklingen bringen.

Körperlich bedingter Spannungskopfschmerz. Ursula Weidemann, 41 Jahre. Kindergärtnerin und Hausfrau. Seit ihrem 20. Lebensjahr leidet Frau Weidemann zwei- oder dreimal im Jahr ein paar Wochen oder sogar Monate an Kopfschmerzen, die heftig, drükkend und stechend sind und von ihr vor allem in der Stirn und den Augen empfunden werden. Sie kann in dieser Zeit kaum arbeiten, ist reizbar und weinerlich, schläft wegen der Schmerzen schlecht und nimmt viele Schmerz- und Schlafmittel. Allgemeinärztliche, augenärztliche und hals-nasen-ohrenärztliche Untersuchungen blieben stets ohne Krankheitsbefund. Viele Behandlungsverfahren wurden angewandt, bis schließlich der Kopfschmerz allmählich abklang. Wenn sie das zuletzt angewandte Mittel, auf das sie den Erfolg zurückführte, beim nächsten Mal anwandte, versagte es.

Während einer solchen Kopfschmerzperiode kam Frau Weidemann in die Kopfschmerzklinik. Die Untersuchung deckte lediglich eine leichte Fehlhaltung der Halswirbelsäule, aber auch der Brust- und Lendenwirbelsäule aufgrund eines in der Kindheit durchgemachten Wirbelsäulenleidens auf und mehrere, bei Betasten schmerzhafte Muskelknoten an Hals und Schulter. Die Behandlung mit Rotlicht, Massage der schmerzhaften Muskelpartien und Gymnastik führte in wenigen Tagen zum Verschwinden der Schmerzen. Weil sie die Schmerzen nur in Stirn und Augen empfand, konnte Frau Weidemann sich nicht vorstellen, daß sie »von hinten« kommen sollten. Später konnte sie sich aber mit heißen Bädern, heißen Packungen und Rotlichtbestrahlung der richtigen Partien selbst behandeln. Ihre Tochter lernte es, sie vorsichtig zu massieren. Wenn jetzt der Schmerz zum Beispiel nach langem Stehen oder unvorsichtigen Bewegungen wieder auftritt, wendet Frau Weidemann sofort die genannten Maßnahmen an. Da der Kopfschmerz dadurch regelmäßig innerhalb weniger Stunden oder sogar nur Minuten verschwindet, ist sie nun endlich überzeugt, nicht unheilbar krank zu sein.

Hysterischer Kopfschmerz. Margarete Hausmann, 49 Jahre. Hausfrau. Nachdem umfangreiche neurologische, neuroradiologische und neurochirurgische Untersuchungen durchgeführt waren, kam die Patientin wegen ihrer »negativistischen Krankheitseinstellung« zur neuro-psychiatrischen Untersuchung. Die Geschichte der Kopfschmerzen ist »erst« sechs Jahre alt, aber sehr bewegt. Die Beschwerden werden bohrend, klopfend beschrieben, gehen vom Oberkiefer aus und ziehen von dort in die Ohren, in den Hinterkopf und den Scheitel, ein Gefühl, als würde der Kopf gesprengt. Dabei besteht Schwindelgefühl und Brechreiz. Die Kranke kann nicht allein auf die Straße gehen, nur am Arm ihres Mannes. Daher muß sie entweder ständig gefahren werden oder der — beruflich stark beschäftigte — Ehemann muß sie am Arm führen.

Unter Einsatz eines beträchtlichen Vermögens und diplomatischer Beziehungen sind schon in Zürich, Wien, Prag und Ost-Berlin Untersuchungen und auf ihre besonderen Bitten zweimal sogar neurochirurgische Eingriffe am Kopf vorgenommen worden. Mehr als vage Verdachtsbefunde gab es nie. Die Kranke gibt an, daß sie zur Beseitigung ihrer unerträglichen Beschwerden zu jedem Einsatz bereit sei, daß sie ihr halbes, auch ihr ganzes Vermögen dafür opfern wolle. Als ihr eine psychotherapeutische Behandlung vorgeschlagen wird, verschwindet allerdings jede Bereitschaft zur Mithilfe, nicht einmal die gegenwärtige seelische Situation will sie mit dem Arzt erörtern, denn sie wisse — trotz der vielen ergebnislosen Untersuchungen — genau, daß sie körperlich, nicht seelisch krank sei. Man habe das nur nicht gefunden. Eine Hilfe ist daher gegenwärtig nicht möglich. Die — unbewußte — Absicht der Patientin ist es vielmehr, vom Arzt eine Bestätigung des Krankheitszustandes zu erhalten, durch den trotz der Schmerzen ein — ebenfalls unbewußter — Krankheitsgewinn erzielt wird.

Kopfschmerz nach Gehirnerschütterung. Peter Paul, 27 Jahre. Automateneinrichter. Ausgebildeter Rundschleifer. Vor zwei Jahren erlitt P. P. einen Unfall mit dem Moped. Als er eilig zu seiner Freundin in den nächsten Ort fuhr, bog vor ihm ein Auto ziemlich überraschend nach links ab, so daß er dagegenprallte. Er flog über das Auto hinüber auf die Straße und war sofort bewußtlos. Im Krankenhaus wurde ein Schädelbruch festgestellt, sonst war es glimpflich abgegangen. Die Bewußtlosigkeit löste sich innerhalb der ersten Tage allmählich. Nach zwei Wochen konnte er nach Hause entlassen werden. Kopfschmerzen setzten erst nach einigen

Wochen ein. Sie waren stechend, »als wenn jemand mit der Nadel durch das Gehirn zieht, als wenn heiße Flüssigkeit durch das Gehirn gepumpt wird«. Beim Lernen, angestrengtem Nachdenken, durch verbrauchte und rauchige Luft nehmen die Kopfschmerzen zu, durch Schlaf, frische Luft und Kopfschmerzmittel nehmen sie ab. Seit einem Jahr werden die Schmerzen immer schlimmer. Die Untersuchung ergab keine krankhaften Organbefunde. Nach Entziehung der Kopfschmerzmittel wurde der Kopfschmerz schlimmer, eigentlich unerträglich. Doch nach ein paar Tagen nahmen die Kopfschmerzen rasch ab. Es zeigte sich nun, daß Peter Paul schon vor dem Unfall Angstreaktionen gezeigt hatte, die sich durch den Unfall verständlicherweise erheblich verschlimmert hatten. Die allgemeine Entspannungsbehandlung mit Autogenem Training führte zu einer weiteren Verbesserung, so daß sich P. P. jetzt, wenn die Kopfschmerzen hin und wieder noch einmal kommen, selbst helfen kann.

Kopfschmerztherapie früher

Über die Heilkunst der frühen Hochkulturen sind Texte gefunden worden, die sich ausführlicher mit verschiedenen Arten des Kopfschmerzes befassen. Die babylonische Medizin, von 3100 v. Chr. bis 539 v. Chr., basierte auf einer dämonischen Krankheitslehre. Diese Lehre hat von allen Krankheitstheorien die längste Gültigkeit überhaupt gehabt und war für die frühen Menschen vollkommen ausreichend, um alle Erscheinungen ihrer erfahrbaren Welt zu erklären — auch wenn sie uns heute lächerlich vorkommt. Jede Krankheit zeigte die Anwesenheit eines bestimmten Dämons im Körper an. Die beste Heilmethode ist es dann, den Dämon durch eventuell wiederholte Bitten oder Drohungen, durch Beschwörungen im Namen einer höheren Macht zum Verlassen des Körpers zu bewegen. Es ist heute sicher, daß diese Methoden in dem gesamten Bereich, den man heute psychosomatische oder »nervöse« Störungen nennt, auch erfolgreich waren, also auch bei einem Großteil der Kopfschmerzen. Folgender Beschwörungstext ist überliefert:

Vor dem grausamen Plagegeist des Kopfes,
Vor dem starken Plagegeist des Kopfes,

Vor dem Kopfplagegeist, der nicht scheidet,
Vor dem Kopfplagegeist, der nicht geht,
Vor dem Kopfplagegeist, der nicht fort will,
Vor dem schlimmen Plagegeist des Kopfes,
Bewahre uns der Himmelskönig,
Bewahre uns der Herr.

Daneben gab es in der mesopotamischen Medizin aber auch schon rationale Elemente. So heißt es auf einer Keilschrifttafel: »Wenn einen Mann die Stirn peinigt und er erbricht und krank ist mit entzündeten Augen, so ist es die Hand eines Geistes; dann ver-

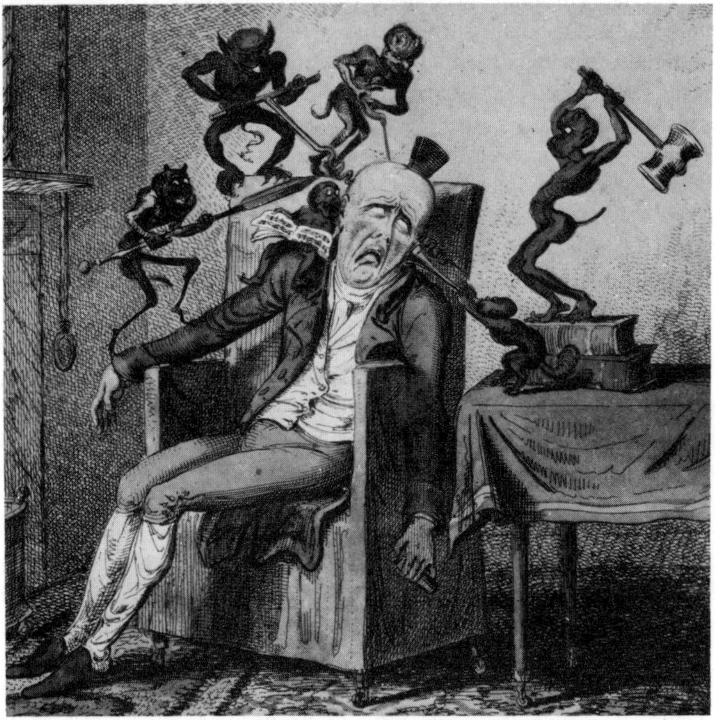

Der Zeichner hat hier verschiedene Empfindungsarten der Migräne zusammengetragen. Der Kopf wird von innen auseinandergesprengt, von außen in einen Schraubstock gespannt, mit Hämmern bearbeitet, es wird gebohrt, gestochen, geschnitten, gebrannt und gedröhnt. Und der Leidende fühlt sich wehrlos.

wandle Menschenknochen zu Asche und zerreibe sie; gib sie in Zedernöl und salbe ihn, so wird er genesen.«

In den medizinischen Papyri, die zwischen 1900 v. Chr. und 1200 v. Chr. niedergeschrieben worden sind und denen wir unser heutiges Bild von der altägyptischen Medizin verdanken, sind ebenfalls an zahlreichen Stellen Kopfschmerzen und Rezepte dagegen angeführt.

Im Mittelpunkt der Tempelmedizin im alten Griechenland stand die Heilung durch den Tempelschlaf, mit dem ebenfalls in erster Linie »nervöse« Beschwerden behandelt wurden. Unter den Heilberichten aus der zweiten Hälfte des 4. Jahrhunderts v. Chr. findet man auch die folgende: »Hegestratos, Kopfweh. Dieser litt an Schlaflosigkeit wegen seines Kopfwehs. Als er nun im Heilraum war, schlief er ein und sah einen Traum: Er träumte, der Gott habe sein Kopfweh geheilt, ihn aufrecht nackt hingestellt und ihn die Auslage beim Ringfaustkampf gelehrt. Als es Tag geworden, kam er gesund heraus, und nach nicht langer Zeit siegte er an den Nemeen im Ringfaustkampf.« Aus den alten Texten geht deutlich hervor, daß die Ärzte schon damals die leib-seelischen Aspekte des Krankseins gekannt und beachtet haben.

Die früheste, uns erhaltene Beschreibung der Migräne wurde von Aretaios aus Kappadokien (um 50 n. Chr.) verfaßt:

»Einen Kopfschmerz, der plötzlich infolge einer unglücklichen Veranlassung eintritt, nennt man Cephalalgie, auch wenn er einige Tage dauert. Hält aber der Schmerz längere Zeit hindurch an, wiederholt er sich in längeren und häufigeren Perioden und kommen noch wichtige Zufälle hinzu, die schwieriger zu beseitigen sind, so nennen wir ihn Cephalea.«

Es ist sehr bemerkenswert, daß Aretaios hier schon zwischen einem banalen gelegentlichen Kopfschmerz, der keine großen Probleme aufwirft, und einer Kopfschmerzkrankheit unterscheidet und diese beiden Formen mit eigenen Namen belegt.

> »Die Formen, unter denen die Cephalaea auftritt, sind mannigfaltig. Bei einigen ist sie anhaltend und unbedeutend, aber nicht aussetzend.«

In diesen Formulierungen erkennt man den heutigen Spannungskopfschmerz; die nun folgenden Darstellungen beziehen sich aber insgesamt auf die Migräne.

> »Bei anderen ist sie periodisch wie ein Quotidiana- oder

Tertianafieber [Malaria]; bei noch anderen dauert sie von Sonnenuntergang bis Mittag und hört dann vollkommen auf, oder vom Mittag bis zum Abend oder bis in die Nacht. Hält sie diese letztere Zeit ein, so währt sie aber gewöhnlich nicht lange. Bald tut der ganze Kopf weh, bald schmerzt er nur auf der rechten, bald nur auf der linken Seite, bald an der Stirn, bald auf dem Scheitel. Auch sind die Schmerzen oft an einem und demselben Tage an den verschiedenen Stellen.

Einigen tut der Kopf nur auf der rechten oder nur auf der linken Seite weh — so weit auf der betreffenden Seite die Schläfe oder das Ohr oder eine Augenbraue oder ein Auge reicht — oder die eine Seite der Nase bis zu deren Mittellinie. Dieser Schmerz verbreitet sich nicht weiter, sondern bleibt auf der einmal befallenen Hälfte des Kopfes. Man nennt diese Form der Krankheit: Heterokrania (= anderer Kopfschmerz).«

Man sieht, daß die Migräne hier schon mit einem eigenen Namen bezeichnet wird, der sich von dem heutigen wissenschaftlichen Begriff »Hemikrania« nur wenig unterscheidet. Der Ausdruck »Migräne« soll sich davon ableiten.

»Sie [die Migräne] ist durchaus nicht unbedeutend, wenn sie auch aussetzt und geringfügig zu sein scheint; denn ist erst jemand heftig von ihr befallen, so wird er in scheußlicher Weise von ihr gequält. Das Gesicht wird [infolge der Schmerzen] durch Krämpfe verzerrt; die Augen sind entweder starr wie Hörner auf einen Punkt gerichtet oder werden krampfhaft hier- und dorthin gerollt. Dazu kommt noch Schwindel [alter Ausdruck für Befindlichkeitsstörung] und ein im Innern des Auges sitzender Schmerz, der bis zum Gehirn dringt. Unaufhaltsam fließt der Schweiß herab. Plötzlich und ohne alle Ursache treten auch Schmerzen in den Sehnen auf, als wenn man mit einem Stück Holz auf sie geschlagen hätte. Die Kranken empfinden Ekel und haben galliges Erbrechen. Sie sinken zusammen, und nimmt dann das Übel an Heftigkeit noch zu, so sind sie verloren. Ist es aber minder heftig und zieht es sich, ohne gerade das Leben zu gefährden, in die Länge, so stellt sich große Trägheit, Schwere im Kopf, Mißmut und Unlust zum Leben ein. [Hier sind die psychischen Veränderungen während des Migräneanfalles besonders deutlich kenntlich gemacht.] Die Kranken fliehen das Licht, Dunkelheit mindert ihr Leiden. Sie mögen weder etwas sehen noch hören, nicht einmal Angenehmes. Ihr Geruchssinn ist alieniert [verändert]: Sie freuen sich nicht an wohlriechenden Dingen, wenden sich aber auch von Übelriechendem ab. Das Leben ist ihnen verhaßt, der Tod erwünscht.«

Die hier geschilderten körperlichen und psychischen Symptome des Migräneanfalles finden sich in den heutigen Anfallsbeschreibungen (s. S. 34 ff.) wieder. Wohl konnte der Katalog der vorkommenden Beschwerden seither noch erweitert werden, aber die von Aretaios beschriebenen Erscheinungen sind auch heute noch allgemein gültig und anerkannt.

Es wäre zwar reizvoll, die Entwicklung der Ansichten über Entstehung und Behandlung der Migräne durch alle Jahrhunderte zu verfolgen, würde aber den Rahmen dieser Abhandlung sprengen. Auf einige Hinweise kann aber doch nicht verzichtet werden.

Der Arzt Simon André Tissot (1728—1797), der als Klinikleiter in Pavia zu seiner Zeit ein in ganz Europa bekannter und auch von gekrönten Häuptern vielgesuchter Arzt war, hat 1770 eine klassische Beschreibung der Migräne veröffentlicht, aus der wir nur einige Sätze zitieren wollen:

»Die Migräne ist häufig erblich bedingt und beginnt daher manchmal schon mit sieben oder acht Jahren... Sie entwickelt sich am schlimmsten bis zum 55. oder 60. Lebensjahr und nimmt nachher ab... Bei Frauen tritt Migräne insbesondere kurz vor der Menstruation auf und verschwindet auch, wenn die Frauen ins Alter der Menopause kommen.« Es folgt eine Beschreibung des typischen Anfalls, die in ihrer Genauigkeit und Anschaulichkeit noch heute jedem medizinischen Lehrbuch zur Ehre gereichen würde.

Der Leipziger Neurologe Paul Julius Moebius (1853—1907), der selbst an Migräne litt, notierte in der Einleitung zu seinem Buch über Migräne (1894): »Außer als Symptom der Krankheit Migräne, deren einziges Zeichen sie sind, können die Migräneanfälle als Symptom anderer Gehirnkrankheiten neben den übrigen Zeichen dieser beobachtet werden.« Moebius hat damit auf die grundsätzlichen Schwierigkeiten hingewiesen, mit denen die Diagnostik und Therapie der Migräne, aber auch aller anderen Kopfschmerzkrankheiten behaftet sind. Dennoch: Schätzungsweise 90 Prozent aller Menschen, die dauernd oder wiederholt an Kopfschmerzen leiden, sind der eigenständigen Krankheit »Kopfschmerz« zuzurechnen und nur 10 Prozent, vielleicht sogar noch weniger, haben eine Gehirnkrankheit, als deren Symptom der Kopfschmerz auftritt. Beim Ausmaß der ärztlichen Bemühungen verhält es sich aber gerade umgekehrt. Etwa 90 Prozent aller ärztlichen Bemühungen sind darauf gerichtet, aus den vielen Kopfschmerzkranken jene kleine Gruppe von Hirnkranken herauszufinden. Dies führt nahezu zwangsläufig zu einer Vernachlässigung der psychosomatischen Aspekte, auf die das diagnostische Augenmerk nicht gerichtet sein kann. Durch die ständige Verfeinerung und Ausweitung der diagnostischen Möglichkeiten in der modernen Medizin wird die Situation noch laufend verschärft. Das Endergebnis ist leider in den meisten Fällen eine paradoxe Lage: Wenn alle diagnostischen Möglichkeiten erschöpft sind, ist auch der Kopfschmerzleidende physisch und psychisch erschöpft und seine Krankenkasse hat viel Geld aufwenden müssen. Er kann zwar mit dem beruhigenden Gefühl nach Hause gehen, daß er aller Wahrscheinlichkeit nach nicht an einer Gehirnkrankheit leidet, aber seine Kopfschmerzen bestehen unverändert weiter.

Der heutige Stand der Forschung

Der Durchbruch naturwissenschaftlichen Denkens führte seit Mitte des 19. Jahrhunderts zu einem raschen Aufstieg der klinischen Medizin. Der Kopfschmerz blieb dabei lange im Hintergrund. Eine intensivere Erforschung des Kopfschmerzes setzte erst ab 1930 ein. 1948 erschien die erste Auflage von Harold G. Wolffs monumentalem Werk *Headache and Other Head Pains,* das bis heute das grundlegende Werk geblieben ist; aus ihm haben alle Forscher der gegenwärtigen Generation ihre wesentlichsten Erkenntnisse geschöpft. Im Vorwort zur ersten Auflage hatte Wolff selbst einige Hinweise über die Motive seiner Untersuchungen gegeben. Anfang der dreißiger Jahre hatte er Studien über die Hirndurchblutung angestellt und dabei bemerkt, daß die meisten Blutgefäße des Gehirns mit einem Netz feiner Nervenfasern umsponnen sind, die etwas mit der Schmerzleitung zu tun haben. Diese Feststellung veranlaßte ihn nicht nur zu ausgedehnten Studien über den Kopfschmerz, sondern über das Phänomen »Schmerz« im allgemeinen. Wolff studierte einen Teil des Gehirns nach dem anderen und setzte dann schließlich, wie in einem Puzzle, sein Bild des Kopfschmerzes zusammen. Der Hauptgrund für den großen Erfolg des Werkes von Wolff ist darin zu sehen, daß es von einem Mann verfaßt worden ist, der in sich in idealer Weise die Fähigkeiten eines Arztes, Forschers und Lehrers vereinigt hat. Wolff starb bald nach Erscheinen der zweiten Auflage (1962), die dritte Auflage (1973) wurde von Donald Dalessio bearbeitet.

Das erste Internationale Kopfschmerz-Symposium im deutschen Sprachraum fand 1974 in Innsbruck statt; die Vorträge und Ergebnisse wurden im Herbst 1975 veröffentlicht und damit einem weiten Kreis von Ärzten zugänglich gemacht.

Die Erforschung des Kopfschmerzes läuft parallel zu den intensiveren Bemühungen um die Erforschung des Phänomens Schmerz überhaupt. Schmerz ist ein elementares Erlebnis, für das sich der Arzt interessieren muß, weil Schmerz ein Signal ist und der Arzt dazu berufen ist, Schmerz zu lindern. Eine befriedigende Erweiterung unseres Wissens über den Schmerz ist jedoch nur durch eine Zusammenarbeit aller einschlägigen medizinischen Fachdisziplinen zu erreichen.

Ein sinnvolles Zusammenwirken ist aber an entsprechende organisatorische Voraussetzungen geknüpft. Solche schuf John Bonica, als er vor mehr als zwanzig Jahren in Seattle (USA) eine besondere »Schmerzklinik« gründete. Es handelt sich dabei nicht um ein eigenes Krankenhaus, sondern um den organisatorischen Zusammenschluß verschiedener Fachdisziplinen zwecks koordinierter Zusammenarbeit bei der Erforschung des Problems »Schmerz«. Ähnliche Schmerzkliniken wurden in der Folgezeit auch in anderen amerikanischen Städten sowie in Japan und Skandinavien gegründet.

In der Bundesrepublik Deutschland wurde die erste Schmerzklinik 1970 in Mainz durch die Anästhesisten R. Frey und H. U. Gerbershagen gegründet. In ihr wirken gegenwärtig zehn Fachärzte aus sieben verschiedenen Disziplinen zusammen. Einer der Verfasser (U. H. P.) hat als Neuro-Psychiater von Anfang an als Mitglied dieser Arbeitsgruppe »Schmerzklinik« mitgearbeitet.

Unter den vielen Problemen chronischer Schmerzen schälte sich allmählich das Kopfschmerzproblem als ein besonders zu bearbeitendes Problem heraus, für das sich der Nervenarzt in erster Linie zuständig fühlen kann. Im Laufe der Zeit mehrten sich auch die Fälle, bei denen erst nach einem mehrwöchigen Klinikaufenthalt die exakte Diagnose und die erste Befreiung vom Kopfschmerz zu erwarten war. Daher wurde durch einen von uns (U. H. P.) 1972 eine eigene Organisation »Kopfschmerzklinik« gegründet, die seit 1974 in eigenen Räumen der Neuro-Psychiatrischen Universitätsklinik Mainz arbeiten kann.

Zunächst war nur daran gedacht, die äußeren Bedingungen für die systematische Erforschung des chronischen Kopfschmerzes zu verbessern. Es stellte sich aber bald heraus, daß die systematische Behandlung der chronisch Kopfschmerzkranken immer mehr an Umfang zunahm und in den Vordergrund rückte. Die guten Behandlungsergebnisse, die sich mit Zunahme der Erfahrungen und Kenntnisse immer weiter verbesserten, ließen den Zustrom behandlungsbedürftiger Patienten derart anschwellen, daß er nicht mehr zu bewältigen war. Wegen der notwendigerweise besonders gründlichen Untersuchung und Behandlung der Kranken ist die Kapazität dieser klinischen Station begrenzt.

Der »gute Ruf« wurde fast zu einer Belastung. Als schließlich auch die Presse über die Kopfschmerzklinik berichtete, ergoß sich eine solche Flut von Zuschriften in die Klinik, daß eine weitere gedeihliche Arbeit beinahe in Frage gestellt war. Damit wäre natürlich niemandem gedient — weder den Kranken noch der Forschung. Schließlich kann nicht oft genug und eindringlich genug betont werden, daß die briefliche Behandlung von Kranken nicht nur unmöglich, sondern sogar standeswidrig ist. Außerdem haben die in die Klinik aufgenommenen Patienten ein gutes Anrecht darauf, daß die Ärzte ihre ganzen Kräfte für die Betreuung der stationären Patienten einsetzen. Um diesem Mißverhältnis zwischen praktischer Behandlungskapazität und Zahl der behandlungsbedürftigen Kopfschmerzkranken zu begegnen, wurde beschlossen, das vorliegende Buch zu verfassen.

Auch in anderen Ländern gibt es solche Kopfschmerzkliniken. Im Jahre 1965 wurde in England eine Migräne-Stiftung (Migraine Trust) gegründet, die vor allem die Prinzessin-Margaret-Migräneklinik betreibt. Es handelt sich dabei um eine Art Spezialambulanz, in der mit einem kleinen Mitarbeiterstab (2—4 Personen) Migränekranke während ihres Anfalles behandelt werden können.

Die Räume dieser »Migräneklinik« liegen in einem der Geschäftszentren von London, wo täglich etwa eine halbe Million Menschen arbeitet. Hier wurden in den ersten knapp vier Jahren 2000 Migränekranke während ihres Anfalles behandelt. Das entspricht einer täglichen Frequenz von rund 2 Patienten; hinzu kamen täglich durchschnittlich noch weitere 5 Migränekranke, die von praktischen Ärzten zur Untersuchung überwiesen wurden. Neben dieser praxisbezogenen Tätigkeit laufen verschiedene Forschungsprogramme. In welcher Weise sich die Arbeit der Londoner Migräneklinik von der Arbeit der Mainzer Kopfschmerzklinik unterscheidet, wird in den weiteren Ausführungen deutlich werden. Hier sei nur vorausgeschickt, daß in London der Akzent auf dem einzelnen Migräne*anfall* liegt, während die psychosomatischen Bedingungen der Migräne*krankheit* weniger beachtet werden.

I. Kopfschmerz – Erscheinungsformen, Ursachen, Beispiele aus der Praxis

Was ist Schmerz ?

Bevor wir die verschiedenen Arten des Kopfschmerzes und ihre Entstehung beschreiben, sollten wir kurz ein Wort über den Schmerz im allgemeinen sagen.

Jeder Schmerz ist ein nicht meßbares, leib-seelisches Phänomen, das also objektiv nicht zu erfassen ist. Das Erlebnis des Schmerzgefühls hat einen Erregungsvorgang im Nervensystem zur Voraussetzung — ohne Nervensystem kein Schmerz. Eine weitere Voraussetzung für das Zustandekommen von Schmerz ist das Einwirken eines Reizes. Diese Einsicht erlaubt eine zweite Feststellung: Ohne Reiz kein Schmerz.

Das Schmerzsystem ist in drei Abschnitte gegliedert:

1. Schmerzrezeptoren, die Reize aufnehmen; als Empfänger für Schmerzreize gelten freie Nervenendigungen im Gewebe.
2. Nervenfasern, die den Erregungsvorgang zum Rückenmark leiten; von dort läuft der Schmerz in besonderen Bahnen aufwärts zum Thalamus (dem sogenannten Sehhügel, einem Teil des Zwischenhirns) und dann weiter zur Großhirnrinde.
3. Die grauen Nervenzellen der hinteren Zentralwindung der Hirnrinde; hier erfolgt die feinere Unterscheidung des Schmerzes nach Qualität, Ort und Zeit; damit ist letztlich das Schmerzgefühl entstanden. Am Schmerzerlebnis wirken aber alle Teile des Gehirns mit, so daß es kein spezielles *Schmerzzentrum* gibt.

Schmerz kann durch mechanische, chemische, thermische oder elektrische Reize ausgelöst werden. Man nimmt heute kaum noch an, daß Schmerz durch direkte Einwirkung eines Reizes auf die freien Nervenendigungen entsteht; vielmehr glaubt man, daß hierbei sogenannte Überträgerstoffe (Mediatoren) die entscheidende Rolle spielen: Der Reiz schädigt das Gewebe, das diese Überträgerstoffe freisetzt, die die Nervenendigungen übererregbar machen. Diese Mediatoren sind keine besonderen Schmerzstoffe, sondern sogenannte Gewebshormone (Histamin, Serotonin, Plasmakinin). Nach dieser Theorie handelt es sich um eine indirekte Erregung der Nervenendigungen mittels biochemischer Substanzen.

Nicht alle Teile und Organe des menschlichen Körpers sind in gleichem Maß schmerzempfindlich. So schwankt auf der Oberfläche der Haut die Dichte der sogenannten Schmerzpunkte zwischen 50 und über 200 pro Quadratzentimeter. Erst 1965 gelang es Ronald Melzac und P. D. Wall, alle bisher bekannten Schmerz-Phänomene in einer neuen Pforten-Kontroll-Theorie des Schmerzes einheitlich zu erklären.

Schmerz im Gehirnschädel

In diesem Buch sollen nur Kopfschmerzen im eigentlichen Sinne, das heißt im Bereich des Gehirnschädels, besprochen werden. Der Gesichtsschädel mit seinen mannigfaltigen Schmerzmöglichkeiten (Gesichtsneuralgien, Zahn-, Augen-, Nasen- und Ohrenschmerzen) soll dagegen unberücksichtigt bleiben.

Der Gehirnschädel ist der Teil des knöchernen Schädels, der das Gehirn umschließt; er besteht aus Schädelbasis und Schädeldach. Die Grenze zum Gesichtsschädel bildet eine Ebene, die durch die Augenwülste und den äußeren Hinterhaupthöcker geht. Der Gesichtsschädel, auch Eingeweideschädel genannt, bildet die knöchernen Wandungen der Augen-, Nasen- und Mundhöhle; er birgt deren Eingeweide, also vor allem die Anfangsteile der Atemwege und des Verdauungstrakts.

Das Gehirn selbst ist — wie übrigens auch Lungen und Leber — schmerzunempfindlich. So machen z. B. eine engumschriebene Entzündung des Hirngewebes oder ein Schlaganfall als Folge einer Durchblutungsstörung des Gehirns keine Schmerzen. Die Erfahrungen bei Gehirnoperationen und experimentellen Untersuchungen haben gezeigt, daß folgende Strukturen des Gehirnschädels schmerzempfindlich sind:

Hirnarterien

Hirnvenen und die starren Blutleiter (Sinus) der harten Hirnhaut (das Blut aus dem Gehirn wird über Hirnvenen zunächst in die Sinus geleitet)

Teile der harten Hirnhaut (diese bildet die Knochenhaut der Schädelknochen)
Die im Schädelinneren verlaufenden Hirnnerven, Muskeln und äußere Haut des Kopfes.

Von den Blutgefäßen sind nur die Arterien und Venen der Hirnhäute und der Hirnrinde schmerzempfindlich, nicht aber die innerhalb des Hirngewebes verlaufenden Gefäße. Bei den meisten Kopfschmerzformen spielt die Schmerzempfindlichkeit der Blutgefäße auf Zug, Druck und Dehnung eine große Rolle. In Betracht kommen außerdem noch Entzündungen in oder um eine schmerzempfindliche Struktur des Schädels sowie direkter Druck eines Tumors auf Nervenfasern. Aber auch bei Tumoren steht die Schmerzempfindlichkeit der Gefäße an erster Stelle: Die Geschwulst kann an den Gefäßen zerren oder die Zirkulation durch Stauung behindern. Bei Giftwirkungen (z. B. durch Alkohol), bei Fieber und entzündlichen Prozessen erschlaffen die Gefäßwände; als Folge davon kommt es zu einer Mehrdurchblutung und zu einer schmerzhaften passiven Dehnung der Blutgefäße infolge des Innendrucks. Die Muskeln des Schädels und des Nackens reagieren bei Daueranspannung schmerzhaft, weil es dadurch zu einer Mangeldurchblutung und zur Bildung von Muskelhärten (Myogelosen) kommt. Veränderungen an der Halswirbelsäule können den Blutabfluß in den Venen behindern und einen schmerzhaften Rückstau des Blutes bis in den Blutleiter der hinteren Schädelgrube bewirken.

Durch die weite Verzweigung der Nervenfasern des Gehirnschädels kommt es verhältnismäßig oft zu ausstrahlenden und fortgeleiteten Schmerzen. So kann eine Reizung des sogenannten Kleinhirnzeltes (Fortsatz der harten Hirnhaut zwischen Großhirn und Kleinhirn) Schmerzen in der Stirn-Schläfengegend auslösen.

Beim Migräneanfall konnte man — allerdings nur in einer Minderzahl der Fälle — folgenden Gefäßmechanismus feststellen: In der Phase der Vorboten zum Migräneanfall besteht eine Verengung der innerhalb des knöchernen Schädels verlaufenden Blutgefäße, während in der Schmerzphase selbst die Arterien, vor allem die außerhalb der Schädelhöhle verlaufenden, eine passive Erweiterung erfahren. Gleichzeitig ist die Empfindlichkeit der Schmerzrezeptoren in den Arterienwänden durch die Wirkung der obengenannten Mediatoren gesteigert. Diese beiden Vorgänge — Gefäßmechanismen und biochemische Vorgänge — können durch verschiedene Faktoren ausgelöst werden, von denen später im Kapitel »Migräne« die Rede sein wird.

Bei der Analyse jedes Kopfschmerzes sind folgende Faktoren zu berücksichtigen:

Ausbreitung: generalisiert (über den ganzen Kopf verbreitet) oder lokalisiert (nur örtlich, z. B. einseitig)

Ablauf: paroxysmal (anfallsweise) oder anhaltend

Qualität: reißend, ziehend, stechend, brennend, pulsierend, dumpf usw.

Stärke: kaum spürbar bis unerträglich

Auslösung: »Triggerzonen« (z. B. in der Nackenmuskulatur — siehe Seite 74 f.)

Schmerzverstärkung: äußere und innere Faktoren (Wetter, Alkohol, Arbeit, Menstruation, Schwangerschaft usw.).

Folgende Charakteristika weisen auf bestimmte Kopfschmerzformen hin, wobei die endgültige Diagnose nur durch eine weitergehende Erhebung der Vorgeschichte und Untersuchung des Patienten gestellt werden kann:

Charakteristika	*Diagnosen*
Wiederholte, anfallsartige, akute Kopfschmerzen	Migräne (s. S. 34) Clusterkopfschmerz (s. S. 83) Hochdruck-(Hypertonie-)Krisen
schlagartig auftretende Kopfschmerzen	Gehirnblutung Hirnhautblutung Hustenkopfschmerz
über lange Zeit bestehende, meist im ganzen Kopf empfundene Schmerzen	»gewöhnliche« Migräne (s. S. 78) Bluthochdruck Gehirntumoren Zustand nach Kopfverletzungen Vergiftungen
subakute, meist lang dauernde, im ganzen Kopf empfundene Schmerzen	Hirn- und Gehirnhautentzündung Durchblutungsstörungen des Gehirns Infektionskrankheiten

chronische, umgrenzte Kopfschmerzen	Halswirbelsäulenveränderungen Augenkrankheiten Zahnerkrankungen Nasennebenhöhlenerkrankungen

Manche Ärzte teilen die Kopfschmerzen in zwei große Gruppen ein:

1. Oberflächenschmerz

Gut lokalisierbar, hell, stechend, brennend, juckend, scharf, schneidend; soll Kampf und Flucht anregen.

2. Tiefenschmerz

Schlecht lokalisierbar, dumpf, bohrend, drückend, spannend; öfter mit vegetativen Begleiterscheinungen (Übelkeit, Erbrechen, Schwitzen usw.) verbunden; soll den Kranken passiv machen, ihn Schutz und Ruhe suchen lassen.

Eine allgemein anerkannte, befriedigende Einteilung der Kopfschmerzen gibt es bislang noch nicht. Praktisch recht brauchbar ist die Unterscheidung zwischen:

Primären Kopfschmerzen (Kopfschmerzen als eigenständiges Leiden) und

sekundären oder *symptomatischen Kopfschmerzen* (Kopfschmerzen als Symptom anderer Krankheiten).

Zu den *primären Kopfschmerzen* gehören: Gefäßbedingte Kopfschmerzen (Migräne u. a.), Muskelkontraktions- oder Spannungskopfschmerzen, Chronische Kopfschmerzen nach Kopfverletzungen (posttraumatische Kopfschmerzen).

Zu den *sekundären Kopfschmerzen*, die nur bei 10 Prozent aller Kopfschmerzpatienten zu finden sind, gehören:

Kopfschmerzen, bedingt durch Veränderungen an der Halswirbelsäule
Kopfschmerzen durch Gehirntumoren
Kopfschmerzen bei Bluthochdruck (Hypertonie)
Kopfschmerzen bei Anomalien der Gehirngefäße
Kopfschmerzen bei Gehirnblutungen
Kopfschmerzen bei Hirnhautentzündungen
Entzündung der Schläfenschlagader *(Arteriitis temporalis)*
Kopfschmerzen bei zu niedrigem Blutdruck
Kopfschmerzen bei Vergiftungen (Kohlenoxid, Alkohol, Kopf-

schmerzmittel, Urämie = Harnvergiftung usw.)
Kopfschmerzen bei Augen-, Nasennebenhöhlen-, Ohr-, Zahn- und Kieferprozessen
Kopfschmerzen bei Neuralgien (»Nervenschmerzen«)

Klassifikation des Kopfschmerzes

Im wissenschaftlichen Schrifttum wird oft eine Klassifikation der Kopfschmerzen benutzt, die 1961 von amerikanischen Ärzten erstellt worden ist und 1969 überarbeitet wurde. Auch diese *internationale Klassifikation* ist in vieler Hinsicht nicht befriedigend und immer noch Gegenstand wissenschaftlicher Auseinandersetzungen. Sie ermöglicht aber eine Übersicht über alle Kopfschmerz- und Gesichtsschmerzformen, auch die seltenen und daher in diesem Buch nicht behandelten. Deshalb geben wir eine gekürzte Fassung davon wieder:

a) Migräne
Ein familiäres Leiden, das durch wiederkehrende Anfälle von Kopfschmerzen charakterisiert wird, die hinsichtlich Stärke, Häufigkeit und Dauer sehr verschieden sein können. (Näheres im Kapitel »Migräne«, S. 34 ff.)

A) Zustandsbilder, deren Einordnung unter die obengenannte Definition allgemein anerkannt ist:

1. Klassische Migräne
Der Kopfschmerz wird gewöhnlich durch rasch vorübergehende herdförmige neurologische Symptome (z. B. Seh-, Sprach- oder Empfindungsstörungen) eingeleitet oder von ihnen begleitet.

2. Nichtklassische Migräne
ist nicht von klar umgrenzten neurologischen Störungen begleitet (am weitesten verbreitet).

B) Zustandsbilder, welche möglicherweise zur Migräne gerechnet werden müssen:

1. Cluster-Kopfschmerz
Einseitige intensive Schmerzen, die Auge und Kopf einer Seite betreffen und meistens mit Rötung, Wärmegefühl, Nasenschleimhautschwellung und Tränenfluß einhergehen und ein- bis mehrmals täglich wiederkehren, wobei sie jeweils 20 bis 120

Minuten dauern. Derartige Schübe halten meist Wochen oder Monate an und werden durch symptomfreie Intervalle von Monaten und Jahren abgelöst (s. S. 83).

2. Faziale Migräne (Gesichtsmigräne)

Einseitig auftretende episodische Gesichtsschmerzen, welche mit Symptomen auftreten, die an Migräne oder Cluster-Kopfschmerz denken lassen; wird auch »Untere-Hälfte-Kopfschmerz« genannt.*

3. Ophthalmoplegische Migräne

Episodische migränöse Schmerzanfälle, bei denen es zu einer oft den Kopfschmerz überdauernden Lähmung der Augenmuskeln, die durch den III. Hirnnerv versorgt werden, kommt. Diese Diagnose darf nur gestellt werden, wenn eine Verletzung der betroffenen Strukturen ausgeschlossen wurde.

4. Hemiplegische Migräne

Ein seltenes Zustandsbild, das einen dominanten Erbgang haben kann und durch wiederkehrende Migräneanfälle gekennzeichnet ist, die mit einer längerdauernden Halbseitenlähmung verbunden sind.

b) Muskel-Kontraktions-Kopfschmerz

Schmerzen oder Empfindung von Spannung, Druck oder Ziehen, deren Stärke, Häufigkeit und Dauer sehr verschieden sein kann; manchmal allerdings lange anhaltend, wird gewöhnlich unter dem Hinterkopf gefunden. Diese Schmerzen sind mit einer Dauerverspannung von Skelettmuskeln verbunden, wobei aber keine bleibenden Gewebsveränderungen auftreten; sie sind gewöhnlich Teil der Reaktionen des Individuums auf die Belastungen des täglichen Lebens. Die doppelsinnigen und unbefriedigenden Ausdrücke Spannungskopfschmerz, psychogener Kopfschmerz und nervöser Kopfschmerz beziehen sich zu einem großen Teil auf diese Gruppe.**

* Obwohl die Umgangssprache keine strenge Trennung zwischen Kopfschmerz und Gesichtsschmerz macht, ist es doch zweckmäßig, hier eine klare Unterscheidung zu treffen, die sich bereits zwanglos aus den Bezeichnungen ableitet. Die unter diesen Punkt fallenden Schmerzzustände gehören eindeutig zum Gesichtsschmerz und werden daher von uns nicht weiter behandelt.

** Trotz dieser Feststellung bleibt diese Definition weithin besonders unbefriedigend, weil der rein mechanisch entstehende Muskelkopfschmerz dabei völlig außer Betracht bleibt.

c) Kombinierter Kopfschmerz
Vaskulärer (gefäßbedingter) Kopfschmerz + Muskel-Kontraktions-Kopfschmerz. Kombination des vaskulären Kopfschmerzes vom Migränetyp mit dem Muskel-Kontraktions-Kopfschmerz, vor allem während des Anfalles.

d) Kopfschmerz durch vasomotorische (durch Gefäßnerven ausgelöste) Reaktionen im Nasenbereich
Kopfschmerzen und Mißempfindungen in der Nase (Verlegung der Nasenwege, Nasenlaufen, Engegefühl, Brennen), die periodisch wiederkehren und durch Schwellung oder Ödem (Gewebswassersucht) der Schleimhaut in der Nase und ihrer Nebenhöhlen entstehen — soweit sichergestellt ist, daß die Beschwerden nicht durch Allergien, Infektionen oder grobe anatomische Veränderungen im Nasenbereich entstanden sind. Der Kopfschmerz wird vor allem im Stirnbereich empfunden und ist gewöhnlich leicht oder nur mäßig stark. Das Leiden gehört meist zu den Reaktionen des Individuums auf die Belastungen des Lebens. Man spricht oft von einer vasomotorischen Rhinitis (»nervöser Schnupfen«).

e) Hypochondrische, konversionsneurotische oder halluzinatorische (wahnhafte) Kopfschmerzen
Kopfschmerzen* bei Krankheiten mit Konversionsreaktionen oder Wahnvorstellungen, bei denen ein peripherer Schmerzmechanismus nicht existiert. Eng verwandt damit sind hypochondrische Reaktionen, bei denen die schmerzverursachenden Veränderungen nur sehr schwach ausgeprägt sind. Für diese Kopfschmerzformen wird auch der Ausdruck »psychogene Kopfschmerzen« gebraucht.

Die bisher genannten Kopfschmerzformen stellen nach Auffassung der Urheber der Klassifikation die wichtigsten klinischen Störungen dar, bei denen Kopfschmerzen das Hauptsymptom sind, die oft wiederkehren und häufig Arbeitsunfähigkeit bedingen.

* Kopfschmerzen, die symbolischer Ausdruck eines aktuellen Konflikts sind; etwas, was einem »Kopfschmerzen« macht. Der Konflikt wird in Kopfschmerz umgewandelt (konvertiert).

f) Nichtmigränöse vaskuläre Kopfschmerzen

Gewöhnlich mit einer permanenten Erweiterung der Arterien am Kopf verbunden.

A. Systeminfekte, gewöhnlich fieberhaft (z. B. der Atem- oder Harnwege).

B. Verschiedene Störungen: Hypoxische Störungen (mit herabgesetztem Sauerstoffgehalt des Gewebes einhergehend, z. B. bei Anämie und Durchblutungsstörungen); Vergiftungen mit Kohlenmonoxid; Wirkung von Nitriten, Nitraten und anderen chemischen Substanzen mit gefäßerweiterndem Effekt; Reaktion auf Koffein-Entziehung; Mangeldurchblutung des Gehirns (unter bestimmten Bedingungen); Zustand nach Hirntrauma (postkommotioneller Kopfschmerz); Zustand nach epileptischen Anfällen; »Katergefühl«; Reaktion auf körperfremdes Eiweiß; Absinken des Blutzuckerspiegels (Hypoglykämie); erhöhter arterieller Kohlendioxid-Druck (Hyperkapnie: Atemstörungen z. B. bei Lungenkrankheiten und Durchblutungsstörungen); Blutdruckkrisen (plötzlicher Anstieg des Blutdrucks z. B. bei Schlaganfall oder Phäochromozytom = Tumor des Nebennierenmarks); einige Fälle von Hochdruckkrankheit (z. B. solche mit Aufwach-Kopfschmerz).

g) Kopfschmerz durch Zugwirkung

Kopfschmerzen, die hauptsächlich durch Zug, vor allem an den Gefäßen, und durch Massenverschiebungen entstehen.

A. Tumoren: primäre oder metastatische (Tochter-)Geschwülste der Hirnhäute, der Blutgefäße oder des Gehirngewebes selbst.

B. Hämatome (Bluterguß): oberhalb oder unterhalb der harten Hirnhaut gelegene Hämatome sowie Hämatome im Hirngewebe.

C. Abszesse: lokalisiert wie die Hämatome.

D. Kopfschmerzen nach Lumbalpunktion (Entnahme von Rükkenmarksflüssigkeit).

E. Pseudotumor cerebri (»Scheingeschwulst« des Gehirns: das klinische Bild einer Gehirngeschwulst bietende Gewebsschwellungen des Gehirns) und andere Ursachen von Hirnschwellung.

h) Kopfschmerzen durch offensichtliche Entzündungsprozesse im Kopfbereich

Kopfschmerzen, die durch meist nur einmalig auftretende infektiöse oder sterile Entzündungen einzelner Teile des Kopfes entstanden sind.

A. Innerhalb des Schädels gelegene Störungen: infektiöse, chemische oder allergische Hirnhautentzündung; Blutungen zwischen der sogenannten Spinngewebshaut und der weichen Hirnhaut; Reaktion auf Luftfüllung der Hirnkammern (zur röntgenologischen Untersuchung), Arterienentzündung, Venenentzündung.

B. Außerhalb des Schädels gelegene Störungen: Arterienentzündung, Zellgewebsentzündung.

i) Kopfschmerzen durch Krankheiten des Auges, der Ohren, der Nase, der Nebenhöhlen, der Zähne und anderer Organe des Kopfes

A. Augen: Kopfschmerzen, die durch Ausstrahlung bei Reizzuständen im Bereich der Augen entstehen (z. B. bei erhöhtem Augeninnendruck, extreme Belastung der Augenmuskeln, Verletzungen, Entzündungen, Neubildungen).

B. Ohren: Kopfschmerzen, die durch Ausstrahlung bei Reizzuständen im Bereich der Ohren entstehen (z. B. Verletzungen, Entzündungen, Neubildungen).

C. Nase und deren Nebenhöhlen: Kopfschmerzen, die durch Ausstrahlung bei Reizzuständen im Bereich der Nase und der Nebenhöhlen entstehen (z. B. Verletzungen, Entzündungen, Neubildungen, Allergien).

D. Zähne: Kopfschmerzen, die durch Ausstrahlung bei Reizzuständen im Bereich der Zähne entstehen (z. B. Verletzungen, Entzündungen, Neubildungen).

E. Knöcherner Schädel und Nacken: Kopfschmerzen, die durch Ausstrahlung im Bereich des knöchernen Schädels und Nackens entstehen (Knochenhaut, Gelenke, Bänder, Muskeln, Nervenwurzeln).

k) Neuritiden (Nervenentzündungen) im Kopfbereich

meist hervorgerufen durch Verletzungen, Entzündungen, Neubildungen.

l) Neuralgien (»Nervenschmerzen«) im Kopfbereich

Trigeminusneuralgie (Tic douloureux; der V. Hirnnerv versorgt Auge, Ober- und Unterkiefer) und Glossopharyngikusneuralgie (der IX. Hirnnerv versorgt Zähne, Rachen, Paukenhöhle im Ohr, Ohrspeicheldrüse). Die Schmerzen sind kurz, lanzenstichartig (plötzlich einschießend) und folgen einander innerhalb von Minuten oder längerer Zeit zumeist rasch aufeinander; sie sind auf einen Teil oder den ganzen Versorgungsbereich des betroffenen Nerven beschränkt; sie werden häufig durch äußere Reize in diesem Gebiet ausgelöst (»getriggert«). Die Trigeminusneuralgie muß insbesondere vom Cluster-Kopfschmerz (I B 1) unterschieden werden, mit welchem sie oft verwechselt wird.

Sogenannte chronische posttraumatische (nach Verletzungen auftretende) Kopfschmerzen können auf ganz verschiedenen Wegen entstehen. Sie können ein Muskel-Kontraktions-Kopfschmerz (II) sein, durch wiederkehrende Gefäßerweiterung (I A 2) oder in seltenen Fällen auch durch örtliche Verletzungen im Bereich der Kopfhaut oder des Nackens (IX E) entstehen. Bei nicht wenigen Patienten ist der posttraumatische Kopfschmerz bloß Teilerscheinung eines klinischen Bildes, das durch hypochondrische Reaktionen, Konversionsreaktionen oder Wahn gekennzeichnet ist (eventuell eine »Rentenneurose«).

II. Migräne

Der Migräneanfall und seine Symptome

Kopfschmerz

Der Kopfschmerz bildet das dominierende Symptom der Migräne, obwohl er nicht ihr einziges und in manchen Fällen nicht einmal ihr unangenehmstes Symptom sein muß. Der Kopfschmerz ist in der Regel — in rund zwei Dritteln der Fälle — streng einseitig; er muß es aber nicht unbedingt sein, er kann auch doppelseitig auftreten.

Der Schmerz wird von den Kranken im Innern des Kopfes, in den Schädelknochen, im Innern des Auges oder dahinter empfunden, jedoch niemals in der Kopfhaut. Manchmal besteht das Gefühl, als würde das Auge von innen aus dem Kopf herausgedrückt. Je heftiger der Schmerz ist, desto größer ist gewöhnlich auch seine Ausdehnung. Er wird stets als äußerst heftig und sehr unangenehm beschrieben. Die Art des Schmerzes ist im Grunde nicht zu beschreiben, so daß viele Bilder zu seiner Verdeutlichung verwendet werden, die schon in einer historischen Zeichnung zu-

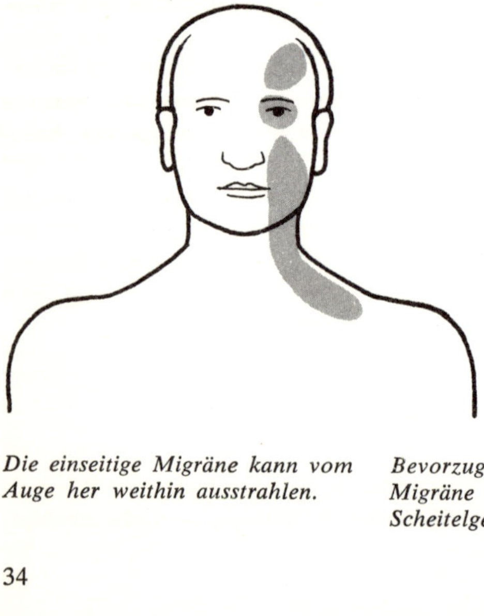

Die einseitige Migräne kann vom Auge her weithin ausstrahlen.

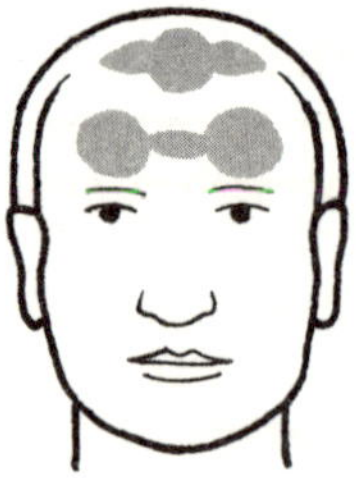

Bevorzugter Sitz der doppelseitigen Migräne sind Stirn und Scheitelgegenden.

sammengetragen wurden (s. S. 15). Die Stärke des Schmerzes und damit auch seine Ausdehnung schwellen an und ab, aber er ist ständig vorhanden und auch das Schmerzzentrum bleibt an derselben Stelle.

Während viele Schmerzarten den Menschen unruhig machen, so daß man auf und ab geht, sich herumwälzt, stöhnt oder schreit, veranlaßt der Migräneschmerz dazu, sich hinzulegen und sich nicht zu bewegen. Der Schmerz kann allmählich an Stärke zunehmen, sich dann auf dieser Höhe halten und allmählich wieder abklingen; er kann aber auch plötzlich wieder verschwinden, z. B. nach Erbrechen, nach Eintreten der Menstruation, aber auch nach einem Schlaf. Jemand kann leichte und schwere Schmerzattacken haben; die Anfälle können nur einmal im Leben oder täglich auftreten. Viele Migränekranke kommen selbst während eines schweren Anfalles allen Pflichten und Arbeiten nach; andere müssen sich für die Dauer des Schmerzanfalles von allen Betätigungen zurückziehen.

Reizbarkeit

Viele Migränekranke berichten, daß sie während des Anfalles reizbar sind. Sie empfinden diese Reizbarkeit selbst als sehr unangenehm. Sie haben manchmal das Gefühl, ein »Elefant ohne Haut« zu sein: Mit diesem Bild ist gemeint, daß man sich schutzlos gegenüber den kleinen Unbilden des Lebens und anderen Menschen gegenüber fühlt und sich daher aus nichtigem Anlaß übertrieben ärgert und aufregt. Mit den Partnern in Beruf und Privatleben kommt es leicht zu Streit und Verstimmungen, wobei der Migränekranke durchaus spürt, daß er selber den Stein des Anstoßes bildet. Er sieht sich aber nicht imstande, etwas dagegen zu unternehmen. Viele ziehen sich aus diesem Grunde von ihrer Umwelt zurück, die sie für mißmutig und griesgrämig hält.

Übelkeit

Während des Anfalles empfinden viele Migränekranke Übelkeit und Brechreiz. Schon der Gedanke an Nahrung ist ihnen zuwider;

zwingen sie sich dennoch zum Essen, kommt es besonders leicht zum Erbrechen. Das Auftreten von Erbrechen ist von der Schwere des Anfalles abhängig. Je schwerer der Anfall ist, desto häufiger und leichter tritt Erbrechen auf. Ruhiges Liegen mindert die Übelkeit. Oft nimmt die Übelkeit gegen Ende des Anfalles zu, bis schließlich das Erbrechen erlösend wirkt und den Anfall beendet. Wie unangenehm das Erbrechen empfunden wird, hängt von der Füllung des Magens ab. Liegt im Magen noch Nahrung, dann gestaltet sich das Erbrechen leichter. Bei häufigerem Erbrechen wird schließlich nur noch Schleim und zuletzt Galle herausgebracht. Je geringer der Mageninhalt ist, desto länger und qualvoller würgt der Patient, bis ihm das Erbrechen endlich eine gewisse Erleichterung bringt. Wie bei der Seekrankheit können während eines Migräneanfalls das Gefühl von Trostlosigkeit und Abgeschlagenheit auftreten, so daß dem Betreffenden alles gleichgültig wird; er nähme selbst einen Weltuntergang in Kauf, wenn damit der unangenehme Zustand aufhören würde.

Überempfindlichkeit gegen Sinnesreize

Alle Sinnesorgane sind während des Migräneanfalles überempfindlich. Der Kranke fühlt sich schon durch leichtere Sinnesreize, die er normalerweise gar nicht wahrnehmen würde, belästigt, und empfindet stärkere Sinnesreize als unerträglich. Den Augen ist das helle Tageslicht oder das Licht heller Lampen zuwider. Deswegen verbringen viele Migränekranke die Zeit ihres Anfalles in einem abgedunkelten Zimmer. Manche haben während des Anfalles tatsächlich ein abgedunkeltes Sehfeld, sie sehen die Umwelt wie in Dämmerlicht getaucht. Häufig reagiert auch das Gehör überempfindlich. Laute Geräusche, das Überfliegen des Hauses durch ein Flugzeug, das Vorbeifahren von Kraftfahrzeugen, das Zuschlagen einer Tür oder Kindergeschrei können als äußerst unangenehm empfunden werden.

Während man bei Lichtempfindlichkeit durch Verdunkelung des Raumes verhältnismäßig einfach eine gewisse Erleichterung schaffen kann, ist dies bei Geräuschen nicht so einfach; der Kranke müßte sich die Ohren fest verstopfen. Aber auch dadurch wird kein vollständiger Verschluß des Gehörs erreicht. So kommt es vor, daß Mütter ihren lärmenden Kindern gegenüber geradezu Haß empfinden.

Auch gegen Gerüche besteht gewöhnlich ein starker Widerwille. Gestank wird als sehr unangenehm empfunden, aber auch stärkere Gerüche neutraler Art belästigen den Patienten. Wohlgerüche in schwächerer Ausprägung hingegen behagen ihm. Viele haben daher eine Vorliebe für Kölnisch Wasser oder auch für Pfefferminze.

Die Haut des Migränepatienten ist nicht besonders empfindlich, nicht einmal die Kopfhaut, so daß Bürsten, Kämmen, Streichen über den Kopf und alle Formen der Massage als angenehm empfunden werden und den Schmerz verringern können; allerdings hält diese Besserung oft nicht lange vor.

Augensymptome

Bei etwa einem Drittel aller Migränekranken treten während des Anfalles Augensymptome auf — die angegebenen Zahlen schwanken zwischen 10 und 50 Prozent. Diese Augensymptome sind gewöhnlich nur während der ersten 10 bis 20 Minuten des Anfalles vorhanden, gelegentlich aber auch über Stunden. Die Art der vorkommenden Erscheinungen ist außerordentlich mannigfaltig, so daß bei jedem Kranken oder sogar bei jedem Anfall verschiedenartige Augenerscheinungen auftreten können. Trotzdem gibt es einige charakteristische Eigenschaften allgemeiner Art:

a) Es handelt sich praktisch immer um abstrakte Figuren im Sehfeld — um Sterne, Zacken, Kreise, Rechtecke oder Vielecke. Diese können schwarzweiß oder auch in leuchtenden Farben gesehen werden. Oftmals bestehen doppelte Konturen, so daß der Anblick dem Grundriß von Festungen ähnlich wird. Daher stammt der Ausdruck »Festungsmauermuster« oder »Fortifikationsmuster«, der wahrscheinlich schon von James Fothergill im 19. Jahrhundert geprägt worden ist. Diese bildhafte Bezeichnung wird aber dem heutigen Leser nicht mehr so eingängig sein wie dem früherer Zeiten.

b) Die Figuren wandern oft im Sehfeld oder sind in sich selbst in Bewegung, flimmern, dehnen sich aus oder schrumpfen wieder; dadurch sind sie auch für die zeichnerische Wiedergabe schwer zu fassen.

c) Wo diese Bilder (Skotome oder Flimmerskotome) gerade auftreten, gibt es eine entsprechende Aussparung im Sehfeld, d. h., Gegenstände, die sich in diesem Segment befinden, können nicht wahrgenommen werden. Beim Lesen eines Buches fehlen z. B. quer durch das Schriftbild hindurch und entsprechend der gesehenen Figur eine Reihe von Buchstaben oder Worten.

d) Das übrige Sehfeld kann abgedunkelt oder normal hell sein. Diese Sehstörungen sind so eigentümlich, daß der Ausdruck Skotom (Gesichtsfeldausfall) auch im übertragenen Sinn verwendet wird: wenn ein Mensch bestimmte, für sein Leben wichtige Dinge nicht sehen, nicht wahrhaben will.

Die Mannigfaltigkeit der Lichterscheinungen ist sehr groß. Die Patienten sehen zum Beispiel Funkenregen / Schleier aus flimmernden Stoffen / golden flimmernde Zickzacklinien / Blitze, die sich sehr rasch von oben nach unten bewegen / tanzende Feuerräder / glänzende Kugeln / leuchtende Ringe / leuchtende Punkte / fallende Tropfen.

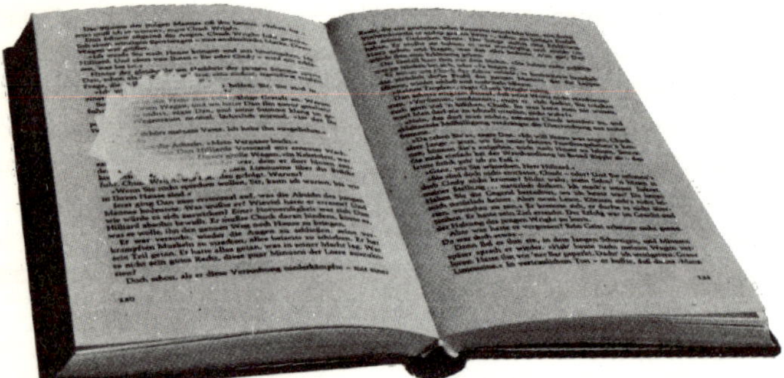

Ausfall im linksseitigen homonymen Gesichtsfeld bei Flimmerskotom im Migräneanfall.

Bewußtsein

Während des Anfalles kann das Bewußtsein vollkommen klar bleiben. Nicht selten kommt es aber infolge des Migräneanfalles zu psychischen Begleiterscheinungen, wie man sie als Psychiater sonst bei Hirnschädigungen leichterer Natur, zum Beispiel bei leichten Gehirnerschütterungen oder bei leichten Schlafmittelvergiftungen durch zwei oder drei Tabletten finden kann.

Dem Kranken fällt das Denken sehr schwer. Die Einfälle strömen ihm nicht mehr in der Fülle zu, wie er es sonst gewohnt ist. Besonders nach Namen und selten gebrauchten Wörtern und Bezeichnungen muß er oft lange suchen, bis er sie in seinem Gedächtnis findet; manchmal findet er sie gar nicht. Gleichzeitig hat der Patient Einfälle, die normalerweise durch den Vorgang der Konzentration aus dem Bewußtseinsfeld herausgehalten werden. Diese Störungen in der Wortfindung können so weit gehen, daß klinisch der Eindruck entsteht, als ob es sich um eine Schädigung des Sprachzentrums — Aphasie — handeln würde. Tatsächliche Schädigungen des Sprachzentrums im Gehirn sind allerdings noch nie beobachtet worden. Die Schwerfälligkeit des Denkens, der verlangsamte Zustrom von Einfällen und das schlechte Konzentrationsvermögen führen dazu, daß sich die Migränekranken im Anfall zu keinerlei geistiger Tätigkeit imstande fühlen. Aber auch normale zwischenmenschliche Gefühle verdunkeln sich in der Zeitspanne eines solchen Anfalles, so daß eine relative Gleichgültigkeit entsteht; aus dieser heraus kann eine verdrießliche Stimmung aufkommen, die sich schließlich bis zu Hoffnungslosigkeit und Verzweiflung steigern kann.

Wenn Migränekranke im Anfall am Straßenverkehr teilnehmen — vernünftigerweise tun sie es gewöhnlich von sich aus nicht — besteht die Gefahr, daß sie Verkehrssituationen nicht richtig erfassen, nicht schnell genug reagieren oder Verkehrszeichen nicht richtig oder überhaupt nicht verstehen.

Weitere Symptome

Es gibt noch eine Reihe seltenerer und weniger bedeutungsvoller Begleiterscheinungen eines Migräneanfalles.

In etwa 10 Prozent der Fälle kann man an der Schläfe die große Schläfenschlagader ertasten, die sich dann dick, hart und pulsierend anfühlt. Kräftiger Druck mit der flachen Hand gegen die Arterie vermindert für diese Zeitspanne den Schmerz. Diese Beobachtung hat viele Überlegungen und Untersuchungen ausgelöst, weil der Eindruck entstanden war, man könne den Mechanismus des Migräneanfalles direkt beobachten. Es handelt sich aber um ein relativ seltenes Phänomen, so daß es fragwürdig ist, daraus Theorien über die Entstehung der Migräne abzuleiten. Darauf kommen wir später noch zu sprechen.

Hände und Füße sind während des Anfalles gewöhnlich kalt, dabei feucht und bläulich verfärbt; es bilden sich auf der Haut eine Art bläulicher Ringe. Im Gesicht sehen die Migränekranken im Anfall blaß oder rot aus. Diesem unterschiedlichen Aussehen hat man im vorigen Jahrhundert große Bedeutung beigemessen, so daß man eine blasse von einer roten Migräne unterschied; später hat sich jedoch gezeigt, daß einer derartigen Differenzierung keinerlei Bedeutung zukommt.

Bei manchen Migränekranken läuft während des ganzen Anfalles die Nase, als hätte der Betreffende einen Schnupfen. Schnupfen und Migräne haben miteinander aber nichts zu tun, das heißt, weder löst der Migräneanfall einen Schnupfen aus, noch der Schnupfen Migräne.

Einige Kranke haben während des Anfalles eigentümliche Störungen im Empfinden des eigenen Körpers oder seiner Teile. Eine Körperhälfte, ein Ohr oder der Kopf erscheinen plötzlich aufgebläht wie ein Ballon. Es handelt sich dabei um ein Als-ob-Gefühl, denn der Betreffende weiß zu jedem Zeitpunkt, daß diese Körperteile nicht aufgebläht sind, und kann sich davon durch Betasten jederzeit überzeugen. Überhaupt kann dem Kranken der ganze Körper riesengroß erscheinen. Es kann aber auch umgekehrt zugehen: Der Kopf scheint plötzlich wie eine vertrocknete Apfelsine zusammenzuschrumpfen. Nach Lippmann soll Carol Lewis, der Schöpfer der Kindergeschichte *Alice im Wunderland,* während seiner Migräneanfälle an derartigen Erscheinungen gelitten und daraus die Anregung zu seinen Figuren geschöpft haben. Eine Bestätigung dieser Angabe ist uns aber nicht bekannt.

Während des Anfalles gerät auch der Wasserhaushalt des Organismus in Unordnung. Schottstaedt und Wolff haben festgestellt, daß der Körper bis zu zehn Tagen vor einem Migräneanfall damit beginnt, Wasser zurückzuhalten. Während eines Migräneanfalles kann das Körpergewicht bis zu vier Kilogramm zunehmen. Viele Migränekranke klagen darüber, daß sie während des Anfalles ihre Ringe nur schwer von den Fingern ziehen können. Andere empfinden ihre Haut als verdickt. Etwa 9 Prozent der Kranken entleeren im Anschluß an den Anfall reichlich wasserhellen Harn.

Trotz dieser eindeutigen klinischen Beobachtungen ist es eigentlich bisher nicht recht gelungen, die Bedeutung dieser zweifelsfreien Störung des Wasserhaushaltes für den Migräneanfall zu klären. Diese Störung kann vor dem Anfall, zu Beginn des Anfalles und an seinem Ende auftreten, so daß schon die zeitliche Beziehung nicht recht klar ist. Wenn man dem Körper mit Medikamenten (Diuretika) künstlich Wasser entzieht, kann man den Anfall nicht verhindern. Auch der umgekehrte Vorgang, die absichtlich durch Medikamente herbeigeführte Ansammlung von Wasser im Organismus, löst keinen Migräneanfall aus.

Während des Anfalles besteht gewöhnlich Trockenheit im Mund, die viele Kranke auf eingenommene Medikamente zurückführen; der trockene Mund ist aber auch vorhanden, wenn keine Mittel eingenommen worden sind. Recht unangenehm ist auch ein übler Mundgeruch, den aber der Kranke bei sich selbst nicht bemerkt, sondern der nur anderen auffällt. Das Temperaturgefühl ist bei Migränekranken oftmals wie bei einem Grippepatienten gestört.

Auch das Herz macht sich während des Migräneanfalles unangenehm bemerkbar. Es kann besonders stark schlagen, schnell jagen oder fast wehtun. Manchem Migränekranken kündigt sich das Ende des Anfalles dadurch an, daß sich das Herz wieder beruhigt und damit der Körper als Ganzes allmählich zur Ruhe kommt.

Der Stuhlgang ist während des Migräneanfalles ebenfalls verändert. Die meisten Migränekranken haben während des Anfalles Verstopfung, nur gelegentlich kann es auch zu Durchfällen kommen.

Unabhängig von einer Lichtempfindlichkeit, unter der, wie schon erwähnt, die meisten Migränekranken leiden, können im Anfall die Augen stark tränen, was aber nicht als Weinen mißverstanden werden darf.

Fieber

Die Körpertemperatur kann während des Anfalles ansteigen, insbesondere bei Kindern. Dadurch kann es leicht zu Fehldiagnosen kommen.

Vorzeichen (Prodrome)

Am Abend oder den ganzen Tag vor dem Auftreten eines Migräneanfalles fühlt sich der Betreffende oft besonders wohl. Er hat das Gefühl einer besonderen Wachheit, eines Zustromes von Gedanken und Einfällen, wie er ihn in dieser Fülle sonst nicht kennt; dabei gelingt es ihm auch, diese Einfälle zu ordnen und produktiv zu verwerten. Der Betreffende hat das Gefühl, daß er eigentlich immer so aktiv sein möchte. Er fühlt sich frei von den Beschwerden anderer Tage, erleichtert und leistungsfähig. Besonders eindrucksvoll ist das starke Bedürfnis zum Sprechen. Auch den Angehörigen fällt meistens der Rededrang und das übersteigerte Wohlbefinden (Euphorie) auf. Oft folgt dann ein tiefer Nachtschlaf, aus dem heraus der Kranke am nächsten Morgen sehr früh und ganz plötzlich erwacht und seinen Anfall erleidet.

Dieses unnatürliche Wohlbefinden ist allerdings nicht in jedem Fall vorhanden. Manche Migränekranke fühlen sich ganz im Gegenteil vor dem Anfall besonders mißgestimmt. Sie haben ein allgemeines körperliches Unbehagen, sie fühlen sich zerschlagen und abgespannt wie nach einer schweren Krankheit, müde wie nach langer Arbeit, antriebs- und energielos wie nach monatelanger Anspannung kurz vor einem wohlverdienten Urlaub, sie frösteln wie vor Ausbruch einer Erkältungskrankheit und sehen fahl und angegriffen aus. Wenige Minuten oder Stunden vor dem Anfall kann es dann zu den oben beschriebenen Flimmerskotomen kommen, aber auch zu dem schon früher erwähnten Gefühl des Geschwollenseins im Gesicht und am Kopf oder der oberen Extremitäten, von Mißempfindungen im Gesicht und an den Händen sowie auch von Schwindel (Vertigo). Ein weiteres eigentümliches Symptom: Schon mehrere Tage vor dem Anfall kann die Muskulatur der Magenwand abnorm erschlaffen; damit geht eine Verminderung der Absonderung von Magensäure einher. Viele Migränekranke erbrechen deshalb während des Anfalles unverdaute Reste von Speisen, die sie schon mehrere Tage vorher zu sich genommen hatten.

Nach dem Anfall besteht noch öfter als vorher ein eigentümliches, unnatürliches Wohlbefinden. Diese Zustandsveränderung wird eher von den Angehörigen als von den Kranken selbst bemerkt, die das Gefühl haben, nachholen zu müssen, was sie in den vorangegangenen Stunden oder Tagen versäumt haben. Sie können die Überzeugung gewinnen, sie hätten sich letztlich mit ihrer Willensstärke gegen den eigenen Körper durchgesetzt. Derartige Migränekranke können nach dem Anfall besonders aktiv, schaffensfreudig und produktiv sein. Sie wollen »die ganze Welt einreißen«. In dieser Verfassung können sie aber auch vergnügungssüchtig und leichtsinnig werden, sich zu unüberlegten Käufen oder leichtfertigen Liebschaften hinreißen lassen, die sie oft schon nach wenigen Tagen bereuen. Dieses abnorme Wohlbefinden hält gewöhnlich nur einen, manchmal auch zwei Tage an und macht dann der normalen Befindlichkeit Platz.

Schwere des Anfalls

Der Migräneanfall kann so geringfügig sein, daß der Kopfschmerz nur als »Hintergrundkopfschmerz« zu spüren ist. Manche vergleichen diesen Zustand mit einem in der Ferne grummelnden Gewitter, bei dem man aber ständig befürchten muß, es könnte näherziehen und sich plötzlich über dem eigenen Kopf entladen; es zieht dann gewöhnlich doch wieder ohne schlimme Folgen ab. Das Gewitter kann aber auch sehr rasch herankommen und sich in ganzer Stärke über dem Haupt des armen Kranken entladen, so daß er sich für Stunden oder sogar für mehrere Tage vollkommen von der Umwelt zurückziehen muß.

Der einzelne Anfall dauert mehrere Stunden bis drei Tage. Nur wenn sich im Laufe der Jahre ein sogenannter Status hemicranicus (siehe weiter unten) herausgebildet hat, kann sich der Anfall über mehr als drei Tage erstrecken.

Arbeitsfähigkeit

Viele Migränekranke setzen, solange die Kopfschmerzen bei einem Anfall noch erträglich sind, ihre Arbeit fort. Dieses Verhalten entspricht übrigens auch ihrem sonstigen Charakter: Sie lassen sich durch äußere Widerstände in der Ausübung ihrer Pflichten nicht beeinträchtigen, sondern haben eher die Neigung, »mit dem Kopf durch die Wand zu gehen«. So wird nicht selten über Migränekranke berichtet, die während ihrer normalen Büroarbeit zehnmal am Tage zur Toilette gehen, um sich zu übergeben, aber anschließend sofort wieder ihre Tätigkeit fortsetzen; verständlicherweise können sie unter solchen Umständen keine vollwertige Leistung erbringen. Nach Marcus hat der preußische General von Alvensleben während eines Migräneanfalles eine Feldschlacht geleitet und auch den Sieg errungen.

Sigmund Freud (1856—1939), der Begründer der psychoanalytischen Theorie und Therapie, fühlte sich an seinen Migränetagen nicht zu einer konzentrierten Arbeit fähig, insbesondere gelangen ihm seine Formulierungen nicht wie gewohnt. Dies geht aus dem Briefwechsel mit Wilhelm Fliess hervor, der mit Freud dieses Leiden teilte und bei dem er daher auf ein besonderes Verständnis rechnete. Im sogenannten Manuskript C. (»etwas Motivenbericht«) schreibt Freud (zwischen Ostern und Juni 1893) in einer Kritik an einem Manuskript von Fliess: »Es ist doch nicht an einem ganz kopfschmerzfreien Tag geschrieben, denn es hat nicht die Prägnanz und Würze, mit der Du schreiben kannst.« Auch eine andere Bemerkung in einem Brief vom 21. 9. 1899 an Fliess weist deutlich auf Freuds Verhalten während eines Migräneanfalles hin: »Wie Du richtig vermutest, ist mein Grant von mir abgefallen, nicht nach einer Migräne, sondern nach einer schönen Reihe ähnlicher Zustände.« Obwohl Freud hier nicht von einem Migräneanfall spricht, deutet gerade die Anspielung auf das typische Verhalten nach einem Migräneanfall darauf hin, daß es bei ihm während eines solchen Zustandes regelmäßig zu einer mißmutig-gereizten Verstimmung (»Grant« im Wiener und im bayerischen Dialekt) gekommen ist.

Äußere Beeinflussungen des Kopfschmerzes während des Migräneanfalles

Viele Migränekranke behaupten, daß ihr Kopfschmerz, wenn er einmal da ist, durch keinerlei äußere Umstände mehr beeinflußt werden kann. Andere betonen aber, daß starke körperliche Bewegung, körperliche Anstrengungen, ein plötzlicher Lagewechsel des Körpers, sehr helles Licht, laute Geräusche und vor allem geistige Anstrengungen den Kopfschmerz verschlimmern. Dagegen kann man, wie schon erwähnt, manchmal durch Pressen der Arterien außen am Kopf, vor allem an den Schläfen, aber auch am Halse, den Kopfschmerz eindämmen; es darf nur mit der flachen Hand gepreßt werden, da zu starker Druck auf die große Halsschlagader gefährliche Folgen haben kann.

Ursachen der Migräne und Auslösen des Migräneanfalles

Über Wesen und Ursachen der Krankheiten haben Ärzte und ebenso auch Kranke seit Menschengedenken nachgedacht. Das gilt in ganz besonderem Maße für Leiden, die anfallsweise auftreten, wie die Migräne. Letzter Zweck aller dieser Überlegungen: Die Ursachen der Krankheit überhaupt und auch der einzelnen Anfälle feststellen, um diese abstellen zu können, womit die Heilung zu erreichen sein müßte. Leider liegen die Dinge doch nicht so einfach. Die Migräne ist zwar »kein Buch mit sieben Siegeln«, aber noch immer gibt sie der Forschung genug Rätsel auf. So ist es nicht verwunderlich, daß es eine ganze Reihe verschiedener Theorien über die Entstehung der Migräne gibt. Obwohl sich die Medizin bisher nicht auf eine hat festlegen können, wollen wir es bei dieser Feststellung nicht bewenden lassen, sondern versuchen, Ihnen eine verständliche Übersicht über die Migräneproblematik zu vermitteln.

Um Sie nicht mit einer abstrakten Darstellung zu strapazieren, lassen wir hier einen Migränekranken selbst zu Wort kommen. Er hat an U. H. P. einen langen Brief geschrieben, in dem viele wichtige Fragen der Migräneforschung angesprochen werden; das nun folgende Zitat ist deshalb länger als sonst üblich:

> »Ich habe meine ersten 22 Lebensjahre in der Nähe von Wildhaus, etwa 800 Meter über dem Meer, verbracht. Dann kam ich nach St. Gallen auf 650 Meter über dem Meer. Heute kann ich mich noch an Migräneanfälle im Alter von etwa 24 und 25 Jahren erinnern, die immer einseitig waren, und zwar schön abwechslungsweise, meistens wurden sie ziemlich heftig. Medikamente nahm ich aber nie. Die Migränen kamen so ca. um 17 Uhr. Ich legte mich dann früh zu Bett und die Kopfschmerzen verschwanden. Persönlich bin ich genau der Typ, den Sie be-

schrieben haben: Die Arbeit ernst nehmend, große Leistungsfähigkeit und das Bestreben, gute Arbeit zu leisten. Dazu bin ich groß, mager und eher der nervöse Typ, nicht bei der Arbeit, aber im Umgang mit der Umwelt, wenn es nicht klappen will.

1959 erkrankte ich an einer schweren Kinderlähmung. Seither bin ich an einem Respirator (Dräger, dann Engström) und werde seit 13 Jahren zu Hause von meiner Frau betreut. Ich arbeite seit 12 Jahren regelmäßig im Rahmen von 25 bis 50 Prozent — und habe meine Migräne nach wie vor. Dabei beobachte ich mich sehr gut und weiß, welche Gründe schuld sein können am Auftreten der Anfälle, die nun gelegentlich sehr heftig werden können. (Um 16 bis 17 Uhr beginnt ein leichter Kopfschmerz, der dann auf einer Seite immer heftiger wird, es beginnt, mit dem Puls zu klopfen in den Arterien, der Schmerz fährt in die Augenhöhle, manchmal bis zu den Zähnen hinunter. Es wird mir dann übel.) Diese Schmerzen treten auf bei bestimmten Wetterlagen: Vor allem bei Föhnbeginn, aber auch bei verschiedenen Luftströmungen übereinander, bei Strömungen auch vom Nordmeer, evtl. von England her und vor allem nach Streß-Situationen (sehr viel Arbeit — und fast immer nach zu wenig Schlaf). Ich machte aber auch die Erfahrung: Wenn ich den Stuhl zurückhalte, da man hilflos im Fahrstuhl nicht gehen kann, wenn man müßte. Wenn ich bald nach dem Bemerken der ersten Anzeichen von Migräne ins Bett gehe und versuche, etwas zu schlafen, gehen die Schmerzen von selber weg. Manchmal erwache ich aber nachts um 2 oder 3 Uhr und wenn die Schmerzen dann noch stärker sind oder wenn ich abends keine hatte und am Morgen mit solchen erwache, ist es schlecht. Dann muß ich eine Treupeltablette schlucken mit einem Glas Wasser, dann vergehen die Schmerzen eigentlich immer. Ich nehme vielleicht monatlich eine Tablette, pro Jahr 8 bis 10 Tabletten.

Dann gibt es für mich bestimmte Zeiten, in denen ich meine Migräne überhaupt nie habe: Wenn ich meine Badekur absolviere, wie dies seit 1961 der Fall ist, und zwar im 250 Jahre alten Bad Pfäfers/Bad Ragaz auf ca. 750 Metern über dem Meer bei sehr gutem, frischem Klima in der Tamina-Schlucht und in der neuen Bäderklinik Valens/Bad Ragaz, einer sonnigen Terrasse auf 915 m über dem Meer seit 1970. Während der Badekur wird täglich im Thermalwasser (33 bis 36 Grad) gebadet und während einer Stunde mit der Therapeutin geturnt mit Atmungsübungen. Ich habe auch da keine Medikamente, aber sehr gute Behandlung, viel Ruhe, 8 bis 9 Stunden Schlaf. Und der Chefarzt, Spezialarzt für Rheuma und physikalische Therapie, hat mein volles Vertrauen in jeder Beziehung. Er hat mich trotz schwerster Lähmungen eingegliedert, es wurde einfach probiert — und es ging. Das dürfte den Aussagen bezüglich psychischer Betreuung in schweren Migränefällen mit Erfolg entsprechen.

Ich kenne eine ganze Reihe von Leuten mit Migräne und alle entsprechend dem vorne beschriebenen Typ. Ich glaube aber, man sollte die Leute im allgemeinen darauf aufmerksam machen, daß man bei Migräne möglichst rasch abschalten und ruhen sollte, statt einfach Medikamente zu schlucken und dies dann immer mehr. Man muß den Streß einfach zurückschrauben, es braucht dazu einfach einen Entschluß, wie wenn man z. B. das Rauchen aufgeben will usw. Und eben: Würde so eine Kur nicht auch dem Migränekranken helfen? Er kommt dann aus dem Milieu des Streß heraus, hat eine regelmäßige und sehr günstige Lebensweise einzuhalten. Auch für die Herzinfarktpatienten gibt es solche Kuraufenthalte zur Rehabilitation. Warum eigentlich nicht auch für den schwer an Migräne Leidenden? Ich möchte Ihnen diese Überlegung gerne unterbreiten. Sobald ich meine nächste Migräne nahen spüren werde, werde ich es mit einem Glas Zuckerwasser versuchen. Aber: Ich bin anscheinend Gottlob noch kein schwer an Migräne Leidender. Es genügt am andern.«

Dieser Brief ist in mehrfacher Hinsicht bemerkenswert. Einmal beschreibt er in vielen Einzelheiten ein typisches Migräne-Schicksal, zum anderen kommen darin viele Dinge zur Sprache, die in diesem Buch eine Rolle spielen. Uns geht es an dieser Stelle zunächst um die Ursachen der Migräne, die in diesem Brief genannt werden. Auf viele andere Gesichtspunkte werden wir erst später zurückkommen können.

Schon beim ersten Lesen wird deutlich, daß nicht nur eine einzige, sondern mehrere Ursachen genannt werden:

1. Die Höhe des Aufenthaltsortes über dem Meer, mit Verbes-

serungen und Verschlechterungen je nach Höhenlage.

2. Bestimmte Wetterlagen, wobei sehr detailliert verschiedene Möglichkeiten genannt werden:

Föhnbeginn,
verschiedene Luftströmungen übereinandergeschichtet,
Strömungen vom Nordmeer kommend,
Strömungen von England her.

3. Streßsituationen (Überarbeitung);

4. Schlafmangel;

5. Zurückhalten des Stuhlgangs (weil die Stuhlentleerung mit zu großen Beschwerlichkeiten verbunden ist).

Ebenso bemerkenswert ist, was der Patient nicht zu den Ursachen seiner Migräne zählt: Nämlich die schwere Kinderlähmung (Poliomyelitis), die doch eine Erkrankung wichtiger Teile des Nervensystems ist. Der Briefschreiber sagt ganz eindeutig, daß er schon vorher die Migräne gehabt hat und daß sie durch die Poliomyelitis in keiner Weise beeinflußt worden ist.

Schließlich ordnet sich der Briefschreiber selbst einem bestimmten Persönlichkeitstyp zu; er hält dies zwar für bemerkenswert, aber bringt ihn nicht in einen unmittelbaren und direkten Zusammenhang mit seiner Migräne. Der Typ wird von ihm kurz, aber sehr anschaulich geschildert: »Die Arbeit ernst nehmend, große Leistungsfähigkeit und das Bestreben, gute Arbeit zu leisten. Dazu bin ich groß, mager und eher der nervöse Typ . . .«

Diese kurze Persönlichkeitsbeschreibung aus der Selbstbeobachtung des Kranken läßt sich bei aufmerksamem Lesen des Briefes ohne weiteres ergänzen. Der Briefschreiber ist ein Mann, der seit dreizehn Jahren zweifellos sehr schwer an den Folgen einer Kinderlähmung leidet; er muß beatmet und zur Toilette gebracht werden, so daß er auf den Weg zur Toilette oft lieber verzichtet. Dennoch leistet dieser Schwerbehinderte nach seiner Meinung ein Viertel bis die Hälfte des Arbeitspensums eines Gesunden. Diese Selbsteinschätzung dürfte eher zu gering als zu hoch sein, wenn man die Gesamteinstellung des Schreibers in Betracht zieht.

Jedermann hätte sicherlich dafür Verständnis, würde dieser an Beatmungsgerät, die eigene Wohnung und die ständige Pflege durch die Ehefrau gebundene Mann resignieren und sich vollkommen von anderen versorgen lassen. Er aber kann sogar davon sprechen, daß er zu viel arbeitet und sich einem Streß aussetzt. Auch die Tatsache, daß der Briefschreiber einen so ausführlichen und klaren Bericht über seine Lebenssituation gibt, spricht für seine Aktivität.

Das Modell des Migräneanfalls

Der Migräneanfall läuft offensichtlich nach einem von der Natur vorgegebenen Muster ab. Der Körper arbeitet hier wie ein Warenautomat, der immer nur dieselbe Ware liefert, ganz gleich, ob man den Mechanismus durch den Einwurf einer passenden, einer ähnlichen (gleich großen, aber falschen) Münze oder auf irgendeine andere Weise in Gang gesetzt hat: Immer läuft der Mechanismus in der gleichen Weise ab und ist während seines Ablaufs weder durch Klopfen oder Schütteln zu unterbrechen, noch würde auch das Nachwerfen einer neuen Münze irgend etwas ändern. Erst wenn sich die innere Automatik des Apparates auf einen neuen Gang eingestellt hat, kann derselbe Vorgang wieder ausgelöst werden.

Schema der Ursachen der Migräne und der Auslösung der Anfälle

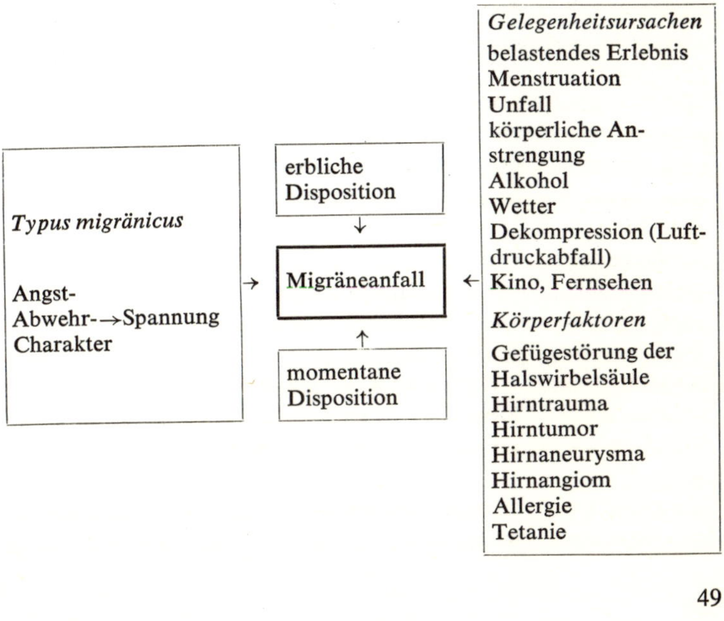

Bisher haben wir uns mit dem inneren Ablauf der Migräne-Automatik beschäftigt, die entsprechend der Vielseitigkeit der menschlichen Natur zwar im einzelnen eine größere Vielfalt zeigt als ein Apparat aus Schrauben und Rädern, aber das Grundprinzip blieb doch gleich: Durch die Auslöser wurde immer nur ein Migräne-Anfall ausgelöst, niemals z. B. ein Herzinfarkt oder ein Schlaganfall.

Damit ist aber noch nicht beantwortet, warum es gerade bei *diesem* Menschen zum Migräneanfall kommt. Das Schema (S. 49) macht deutlich, daß im einzelnen Falle eine Vielzahl von Ursachenfaktoren möglich, aber auch nötig ist, um einen einzelnen Migräneanfall auszulösen, wobei ihr Zusammenwirken so verschieden sein kann, daß es vielleicht selbst für den Betroffenen schwierig ist, sich zurechtzufinden. Man kann sich aber eine bessere Übersicht verschaffen, indem man vier Seiten beachtet:

1. Erbliche Disposition
Sie erklärt in manchen Fällen, warum so wenig dazugehört, eine Migräne in Gang zu bringen (Näheres s. S. 64 ff.).
2. Typus migränicus
Krankmachende Wesenszüge eines Menschen, die zu Spannung führen (s. S. 51 ff.).
Erbliche Disposition und Typus migränicus machen zusammen die Migränekrankheit aus. Sie erklären, warum es überhaupt zu Migräneanfällen kommen, und warum nicht jeder Mensch Migräne bekommen kann, wenn er nur einem Anfallsauslöser ausgesetzt ist. Wenn man aber einmal eine Migräne*krankheit* hat, kann der einzelne *Anfall* immer leichter in Gang gesetzt werden.
3. Gelegenheitsursachen
Eine Vielzahl von Einzelereignissen können den Anfall auslösen, wenn einmal Bereitschaft dazu besteht.
4. Momentane Disposition
Nicht zu jedem Zeitpunkt kann ein Migräneanfall auftreten. Zum Beispiel führen kurz nach einem Migräneanfall auch stärkste Auslöser nicht zu einem neuen Anfall.

Die psychischen Voraussetzungen der Migränekrankheit werden im allgemeinen viel zu wenig beachtet. Dabei haben die daran

Leidenden oft eine erstaunlich gute Kenntnis ihrer psychischen Leiden — sie wissen nur nicht, daß diese die Ursache ihres Kopfschmerzes sind. Aus diesem Grund scheint uns eine genauere Charakterisierung des Typus migränicus und seiner psychischen Merkmale notwendig.

Der Typus migränicus

Immer wieder ist von einzelnen Ärzten darauf aufmerksam gemacht worden, daß an Migräne leidende Menschen trotz des scheinbar nur körperlich zu erklärenden Mechanismus ihre Anfälle auch in psychischer Hinsicht auffallend verwandte Züge zeigen. Unsere eigenen Studien legen den Schluß nahe, daß den psychischen Kräften der weitaus überwiegende Anteil an der Entstehung der Migränekrankheit zukommt. Interessant ist in diesem Zusammenhang, daß der Betroffene in dem Augenblick, in dem der Arzt sich um die psychische Seite der Krankheit zu kümmern beginnt, häufig Abwehrmechanismen mobilisiert, die eine weitere günstige Entwicklung eher hemmen als fördern.

Wir bezeichnen die zur Migränekrankheit führende Persönlichkeitsstruktur bzw. -entwicklung als Typus migränicus. Diese Theorie beinhaltet die Vorstellung, daß der Migräniker im Kern seiner Persönlichkeit von Angst (Todesangst) getragen wird, und daß die meisten seiner Wesenszüge sich als Abwehrreaktion auf das Bewußtwerden dieser Angst verstehen lassen. Der Angst stehen also starke psychische Kräfte gegenüber, die ihr Bewußtwerden in unmittelbarer Form verhindern sollen. Dies geschieht zum größten Teil in Form einer Somatisierung, einer Verwandlung in Körperliches, zu einem geringeren Teil wird die Angst aber auch in den dem Ich harmloser erscheinenden Situationsängsten sichtbar, und nur ganz selten wird sie als unmittelbare Todesbedrohung erlebt (s. Beispiel S. 113 ff.). Der Typus migränicus nimmt dabei im Laufe des Lebens eine immer festere Form an und stellt als Ganzes eine bewunderungswürdige Leistung der Psyche dar, die letztlich unter sozialen Gesichtspunkten zu sehr positiven Ergebnissen führt. Der weitaus größere Teil der psychischen Kämpfe und Verspannungen spielt sich im Inneren ab, und nur wenig dringt nach außen. Die meisten Wesenszüge des Typus migränicus sind, vom sozialen

Standpunkt gesehen, sehr wertvolle Eigenschaften. Schon deshalb kommt eigentlich niemand auf den Gedanken, sie könnten krankmachend oder Ausdruck einer psychischen Schwäche sein. Mit anderen Worten: Der Migräniker macht sich selbst leiden und hält ein für den Preis seiner Anfälle sozial positives Verhalten aufrecht. Andere leiden unter dem Typus migränicus nur wenig.

Der Typus migränicus zeigt sich gegenüber feindseligen Äußerungen und Absichten anderer äußerst empfindlich, weil sein schwaches Ich dann leicht ins Schwanken gerät. Frühzeitig fällt sein ausgeprägter Ordnungssinn auf, der sich auf die häusliche private Welt oder auf die Arbeitswelt oder auf beides erstrecken kann. Diese Ordnung oder besser, diese unermüdlichen Versuche, alles in Fächer, Schachteln, Kategorien zu ordnen, braucht auf Außenstehende noch nicht einmal den Eindruck von Ordnung und Übersichtlichkeit zu machen, sie zehrt aber an den Kräften und verschlingt, aus banalen Gründen, viel Zeit. Die Bemühung um *Ordnung* und *Tadelsfreiheit* zeigt sich oft schon in der äußeren Erscheinung, im konservativen Charakter und der Ordnung der Kleidung, dem sorgfältig frisierten Haar oder der besonderen Höflichkeit im Umgang mit anderen Menschen. Als soziale Konsequenz eines solchen Verhaltens wird diesen Menschen oft schon viel zu früh ein Maß an Verantwortung und Arbeitslast auferlegt, für das ihre Schultern eigentlich noch zu schmal sind. Sie widersetzen sich solchen Beanspruchungen auch gar nicht — denn das würde ja zu Tadel führen —, sondern freuen sich über das in sie gesetzte Vertrauen — denn das stärkt ihr Ich und mindert die Angst in der Tiefe der Seele. Wenn alle Reserven an Zeit und die gewöhnlichen Mittel zur Wiederherstellung verbrauchter Kräfte ausgeschöpft sind, muß es irgendwann zu einem nicht mehr überbrückbaren Mißverhältnis zwischen den Leistungsmöglichkeiten und den Leistungsansprüchen kommen. Wenn dann Psyche oder Körper auf diese Situation — etwa mit einem Migräneanfall — reagieren, ist die Erklärung schnell zur Hand, dies alles sei durch Streß hervorgerufen. Es handelt sich aber um einen selbstproduzierten Streß, denn vorher waren schon die Wesenseigenschaften da, die ihrerseits erst zu dem Streß führten.

Die Bereitschaft zu immer weiterer Übernahme von Aufgaben ist aber nicht die einzige sozial positive Folge der psychischen Kräfte des Typus migränicus. Sparsamkeit in der Lebensführung,

Vorsicht und ängstliches Abwägen aller Möglichkeiten führen im Geschäftsleben oft zu außerordentlichen Erfolgen, zumindest aber zu einem Ausbleiben von größeren Fehlschlägen. Als Untergebener ist der Typus migränicus sehr angenehm, weil der Vorgesetzte stets sicher sein kann, daß er neue Aufgaben willig übernimmt und — wenn auch unter großem Zeit- und Kraftaufwand — gewissenhaft erfüllt. Als Vorgesetzter ist der Typus migränicus weniger vorteilhaft, weil diese Menschen sich bei ihrer Neigung zu Plänen und Ordnungen doch nur schwer in die Ordnung anderer fügen und daher unelastisch, starrköpfig und stur wirken.

Wenn Ehrgeiz in dem Wunsch besteht, alles im Leben gut und richtig zu machen, ist der Typus migränicus ehrgeizig, aber nicht in dem landläufigen Sinne, daß er sich unter Hintansetzung von Skrupeln und Rücksichtnahmen einen Vorteil im Fortkommen zu schaffen sucht. Es ist nicht so sehr das Streben nach hohen Ämtern und strahlenden Stellungen, was den Typus migränicus voranbringt, sondern es ist umgekehrt: Sein Ehrgeiz nach untadeliger Leistung hat irgendwann einmal soziale Belohnungen zur Folge. Auch deshalb findet man so viele Migräniker im zweiten Glied und nur selten in Spitzenstellungen, die sie meist nur widerwillig übernehmen.

Selbstwertzweifel und tiefgründige Angst beeinflussen auch das Verhalten des Typus migränicus anderen Menschen gegenüber. Bei aller Freundlichkeit und Höflichkeit ist er doch zurückhaltend-vorsichtig und beschränkt seine Kontakte lieber auf einen kleinen Kreis von guten Bekannten, deren Verhalten er genau kennt und in deren Mitte er sich daher sicher fühlen kann. Viele unbekannte Menschen verursachen ein Gefühl der Unbehaglichkeit, obwohl der Typus migränicus — hat er den Graben einmal übersprungen — sich ganz ungezwungen zwischen ihnen bewegen kann. Um unliebsamen Situationen im Vorhinein zu begegnen, kommt der Typus migränicus der Kritik anderer oft dadurch zuvor, daß er sie mit sehr feiner, aber scharfer Zunge kritisiert.

Ein weiteres Kennzeichen des Typus migränicus ist seine rastlose, nicht zu bremsende und über weite Strecken scheinbar unerschöpfliche Aktivität. Auch diese Aktivität trägt zum Erfolg bei und wird von den Mitmenschen verständlicherweise als positive Charaktereigenschaft erlebt. Ein Beispiel dafür:

Eine berufstätige Frau war schon in ihrem Beruf während der üblichen Arbeitszeit angespannt beschäftigt, half aber am Abend und am Wochenende noch ihrem Mann im Geschäft, machte ihren Haushalt allein und füllte schließlich die geringe, ihr noch verbleibende Zeit mit Nähen, Stricken und Basteln aus, so daß sich jeder wunderte, woher sie dafür die Zeit nahm.

Es ist vielleicht auf den ersten Blick nicht so einleuchtend, daß dies Fehlen der Fähigkeit, sich müde und erschöpft zu fühlen, im Dienste der Angstabwehr stehen kann, wo es doch für viele ein höchst erstrebenswerter Charakterzug wäre. Die Richtigkeit dieser Auffassung ergibt sich aber nicht nur aus tiefenpsychologischen Erfahrungen, sondern auch aus der unmittelbaren Erfahrung der Betroffenen, wenn sie bei einer erzwungenen Inaktivität am Wochenende mit offener Angst, depressiver Stimmung oder einem Migräneanfall reagieren. Die Ausfüllung auch dieser Zeit mit Aktivitäten kann verständlicherweise nicht lange vor deren negativen Folgen bewahren.

Die Einstellung zur Migränekrankheit wird beim Typus migränicus durch sein Wesen mitbestimmt. Die an den Arzt oder ein Heilmittel geknüpften Erwartungen beziehen sich gewöhnlich darauf, daß die Anfälle — subjektiv und sozial negative Folgen der Migräne — unterdrückt werden sollen, während Aktivität und Leistungsfähigkeit eher noch gesteigert gewünscht werden (Beispiel: Gisela I.) Dies geht mitunter so weit, daß die Aufnahme in ein Krankenhaus wegen der damit verbundenen Unterbrechung der Tätigkeit abgelehnt wird, oder daß sogar eine schriftliche Behandlung gewünscht wird, damit der Tätigkeit keine Stunde verloren geht. Wenn diese Zeilen dazu beitragen, bei Migränekranken Verständnis für die unauflösbaren Zusammenhänge zwischen ihrem Wesen und den Migräneanfällen zu wecken, ist viel erreicht.

Offene und neurotische Angst bei Migränikern

Zwar ist Angst im wesentlichen in ihrer in den Charakter eingebundenen Form vorhanden, es gibt aber kaum einen Migräniker, der Angst nicht auch in ihrer offenen (oder neurotischen) Form für kürzere oder längere Zeit in seinem Leben erlebt hat. Man kann hier nicht mehr von Eigenschaften des Typus migränicus sprechen, weil es sich um Angst in Verbindung mit anderen neurotischen Symptomen oder Depressionen handelt. Es gibt viele neurotische Zustände, die abwechselnd mit Migräne auftreten können und nur ganz ausnahmsweise einmal zusammen: Zwangsneurose, Phobien, Herzangstneurose und andere Angstneurosen oder endogene Depression. So lange diese psychischen Störungen bzw. Neurosen da sind, zeigt sich die Migräne gewöhnlich nicht, tritt aber gleich nach der Beendigung eines solchen Zustandes wieder auf. Die Verbindung mit der Depression ist besonders eng, weil auch längerdauernde Migräne oft zu Depression führt. Ein Medikament gegen Depression (Thymoleptikum) kann daher unter Umständen schon eine spürbare Besserung verschaffen. Ein neues Mittel zur Dauerbehandlung von Migräne, Sandomigran, ist offenbar hauptsächlich über seine antidepressive Wirkung wirksam (Klapetek).

Eine besonders häufige Angstform bei Migränikern ist die Erwartungsangst. Sie wirkt sich besonders vor gesellschaftlichen Ereignissen aus. Erwartungsangst kann sich auf alle Situationen beziehen, in denen nicht klar Überschaubares, Unerwartetes geschieht. Dies trifft z. B. für Prüfungen, für unangenehme Rücksprachen mit Vorgesetzten, selbst für einfache, auf einen bestimmten Termin fixierte Verabredungen zu. Die einmal geplanten Handlungen werden allerdings dank der Gewissenhaftigkeit des Typus migränicus dennoch ausgeführt, es sei denn, ein Migräneanfall macht dies unmöglich.

Schließlich tritt Angst sehr häufig auch in situationsgebundener (phobischer) Form auf. Bei derartigen Phobien handelt es sich um unvernünftige, sich entgegen besserer Einsicht zwanghaft aufdrängende Ängste vor bestimmten Gegenständen oder Situationen. Darunter findet man am häufigsten Angst vor freien Plätzen (Agoraphobie), geschlossenen Räumen (Klaustrophobie) oder Tieren (Mäusen, Ratten, langhaarigen Raupen, Schlangen) oder selbst vor Angst (Phobophobie). Die Liste aller situationsgebundenen Ängste ist so endlos wie die Möglichkeit von Situationen, denen ein Mensch sich ausgesetzt sehen kann. Durch die Möglichkeit, mit den verhaltenstherapeutischen Maßnahmen der aktiven Desensibilisierung (s. S. 179) gerade die phobischen Ängste gezielt behandeln zu können, haben diese Ängste eine neue Aktualität gewonnen. Beim Typus migränicus sind diese Behandlungsmöglichkeiten bisher kaum beachtet worden, was gerade unter Berücksichtigung ihrer leichten Handhabung bedauerlich ist.

Auch das theoretische Verständnis der Phobien hat sich durch die neuen Behandlungsmethoden verändert. Nach der psychoanalytischen Theorie Freuds war die phobische Angst als ein vom Gefühlsleben gegebenes Zeichen verstanden worden, wobei die äußere, vom Patienten geäußerte Angst für eine innere, nicht geäußerte und auf den ersten Blick nicht erkennbare Angst stand. Die angsterregenden Gegenstände oder Situationen provozieren nach der psychoanalytischen Theorie in symbolischer Form verdrängte Wünsche und die Abwehrmechanismen dagegen. Nach der Lerntheorie, die der Verhaltenstherapie zugrunde liegt, sind Phobien jedoch erlernte Reaktionen, bei denen Reize phobische Qualitäten entwickeln, wenn sie zeitlich oder räumlich mit einer angsterzeugenden Situation zusammengebracht werden (F. Kanfer und J. Philipps). Aus diesen unterschiedlichen Auffassungen ergeben sich ebenso unterschiedliche Behandlungsweisen.

Es beruhigt einen Migräniker gewiß nicht, soll aber trotzdem nicht unerwähnt bleiben: Unter psychischen Extrembelastungen im Konzentrationslager, im Schützengraben und angesichts eines unmittelbar drohenden Todes verschwindet Migräne ebenso wie Zwangsneurose und Angstneurose für die Dauer dieser Situation. Die berechtigte Realangst übertönt hier offenbar die aus der eigenen Psyche entbundene Angst und bringt sie zum Schweigen. Solche Extremsituationen werfen aber nicht nur noch einmal ein Licht auf die enge Verknüpfung von Migräne und Angst, sondern versinnbildlichen auch ihre grundsätzliche Aufhebbarkeit.

Aggressivität

Man hat bei Migränikern immer wieder eine Neigung zur Aggressivität festgestellt. Dieser scheinbar negative Charakterzug wird verständlich, wenn man ihn auf dem Hintergrund und als Ausdruck der verborgenen Angst sieht. Angst und Aggression sind —

wie R. Battegay kürzlich erneut hervorgehoben hat — »ein Paar, das zusammengehört«. Battegay sieht die aus Angst geborene Aggression in erster Linie als ein Mittel der persönlichen Entfaltung; er meint, daß sie vor allem dann entsteht, wenn diese Entfaltung bedroht ist; sie sei daher als Mechanismus der Durchsetzungsfähigkeit in der Gesellschaft zu verstehen. Ebensooft ist die Aggressivität aber ein Verteidigungsmechanismus (nach dem alten Motto »Angriff ist die beste Verteidigung«), mit dem verletzbare Teile des Ich vor Aggressionen von außen verteidigt werden sollen. Die Aggressivität des Typus migränicus äußert sich ganz überwiegend in ihrer sprachlichen Form, vor allem als kleine Sticheleien mit verletzenden Worten gegen andere Menschen, aber auch in der Verbohrtheit in kleine Nebensächlichkeiten oder in einem anscheinend besonders demütigen Verhalten, dem aber die aggressive Tendenz anzumerken ist (sogenannte »böse Demut«). Es handelt sich um eine Aggressivität, die sehr gefühlsbetont ist und bei den Mitmenschen gleichgeartete Gefühle hervorruft, so daß der Migräniker auch sehr häufig Aggressivitäten anderer Menschen zu ertragen hat.

Auf andere wirkt der Migräniker, wenn er seine Aggressivität zeigt, oft als unsympathische und ungemütliche Persönlichkeit, die man ablehnen und abwehren muß. Dies führt wiederum zu einer stärkeren Isolierung des Migränikers. Die meisten lernen daher im Laufe ihres Lebens sehr gut, ihre Aggressivität zu verbergen und zu beherrschen; dadurch sind sie dann freilich auch einer Waffe des Selbstschutzes beraubt, mit der sie sonst das besonders empfindliche Ich verteidigen und Angst gar nicht erst aufkommen lassen, sondern sie nach außen ableiten. Man findet deswegen nicht selten eine Verschiebung der Aggressivität auf Nebensächlichkeiten, das heißt, daß die Aggressivität in den normalen Lebensbezügen kaum erscheint, jedoch bei allerkleinsten Gelegenheiten — dann natürlich in schwer verständlicher Weise — zum Ausdruck kommt.

Spannung

Körperlich drückt sich die Angst als tatsächlich empfundene Spannung aus. Fast alle Migräniker bestätigen, daß sie körperlich unter starker Spannung stehen, die schon bei der einfachen Betastung der Muskulatur erkennbar und spürbar wird. Manche sagen: »Ich weiß, daß ich ein total verspannter Mensch bin.« Allerdings bringen sie dieses Körpergefühl gewöhnlich mit den Migräneanfällen nicht in einen direkten Zusammenhang, obwohl sie selbst oft genug erleben, daß aus übersteigerter Spannung — vor allem bei starkem Anstieg oder Abfall der Spannung — ein Migräneanfall resultiert. Daß Angst und Spannung so überaus eng zusammengehören, ist von der dynamischen Psychiatrie der letzten Jahrzehnte deutlich herausgearbeitet worden. Die große Zahl von Methoden der Entspannung (z. B. das Autogene Training) deutet auf die Wichtigkeit des Problems der Spannung hin. Aber auch die Verhaltenstherapie hat vor allem in ihrer Methode der aktiven Desensibilisierung gelehrt, daß Angst im Zustand der Entspannung nicht auftritt und daß umgekehrt Angst stets einen Zustand von Spannung im Körper zur Folge hat. Diese Erkenntnis läßt sich therapeutisch sehr gut ausnutzen, wobei jedoch Wege beschritten werden müssen, die dem naiven Empfinden zunächst als paradox und unzweckmäßig erscheinen.

Um seine Spannung niederzukämpfen, entwickelt der Migräniker oft eigenartige Verhaltensweisen. Manche sind rasante Autofahrer, die mit hoher Geschwindigkeit — und gewöhnlich auch großer Sicherheit — am Lenkrad sitzen und nach Stunden dieser äußeren Anspannung das wohltuende Nachlassen der inneren Spannung verspüren. Ein wohlhabender Migräniker hatte sich sogar ein eigenes Düsenflugzeug zugelegt, um bei Zuständen stärkster Anspannung in den Alpen den Bergen entlang auf- und abwärtszufliegen. Eine Migränikerin schwamm bei jeder sich bietenden Gelegenheit ganz allein weit in einen See oder in das Meer hinaus und fühlte sich dadurch nach und nach wesentlich entspannt. In all diesen Fällen wird eine äußere Realangst willkürlich herbeigeführt, die zu Entspannung und Entängstigung führt. Im großen und ganzen müssen aber derartige Spannungs-Abwehrmaßnahmen — ganz abgesehen von den dabei entstehenden Gefahren für andere — als unzweckmäßig bezeichnet werden.

Der Umfang solcher Abwehrmaßnahmen macht das Ausmaß der Spannung deutlich erkennbar. Viele klagen über ein Nicht-mehr-abschalten-können und ein Nicht-mehr-von-allein-aus-der-

Spannung-herauskönnen, vor allem weil danach wieder die Gefahr von Migräneanfällen lauert.

Die üblichen Methoden der Entspannung durch Spiel, Sport, Gymnastik, Geselligkeit und Musik werden von den Migränikern im allgemeinen weniger geschätzt. Viele betonen immer wieder, daß sie sich in den ersten Stunden oder gar Tagen der Entspannung unwohl fühlen, Migräneanfälle erleiden und ihre Verhaltensweisen als unangebracht empfinden. Die Erfahrungen an der Kopfschmerzklinik haben uns aber gelehrt, daß aus einer solchen Reaktion keineswegs gefolgert werden darf, daß sich der Migräniker nicht entspannen soll. Wir haben vielmehr immer wieder gesehen, daß — wenn es auch noch zu ein oder zwei Anfällen kam oder noch einige Tage über Unwohlsein geklagt wurde — die vollständige Entspannung praktisch immer zum Aufhören der Anfälle und zu einem oft jahrelang nicht mehr gekannten Wohlbefinden führt; durch dieses Resultat wird noch einmal der Zusammenhang zwischen Spannung und Migräne verdeutlicht. Das Problem ist hier bloß, daß die meisten Migräniker gewöhnlich in der Folgezeit erst leicht, dann immer stärker wieder in einen Zustand der Spannung geraten, aus dem sie sich anfänglich noch selbst herauslösen können. Später aber gelingt es ihnen nicht mehr.

Sexualität

Bereits Wolff vermerkt, daß 80 Prozent der an Migräne leidenden Frauen frigide sind. Sie erleben selten einen Orgasmus und fassen die Sexualität bestenfalls als eine klaglos aufgenommene eheliche Pflicht auf. Sie legen auf Ehe und Familie aus anderen als sexuellen Gründen großen Wert: Ein glückliches Ehe- und Familienleben bietet ihnen das erwünschte Maß an Geborgenheit und Sicherheit; sie könnten darauf nur schwer und um den Preis einer weiteren Verschlechterung ihres Befindens verzichten. Deshalb reagiert dieser Typ von Frauen gleich heftig — ob nun der Ehemann höhere sexuelle Forderungen stellt oder ob aufgrund ihres eigenen Verhaltens eine Ehe zu zerfallen droht. So weist auch die Ehe des Typus migränicus die Momente der Spannung auf, die wir schon als individuelles Phänomen kennengelernt haben. Für manche Frauen fängt daher die Migräne mit der Eheschließung an.

Die Frigidität der Migränikerinnen ist im einzelnen noch kaum untersucht worden. Das liegt hauptsächlich daran, daß sich dieses Phänomen gewöhnlich der ärztlichen Beobachtung und insbesondere der sexologischen und psychotherapeutischen Behandlung weitgehend entzieht. Die betroffenen Frauen selbst klagen selten über ihre Gefühlskälte, da die Beschwerden von seiten der Migräne ganz im Vordergrund ihres Erlebens stehen. Sicher ist aber, daß auch hier das Moment des Sich-nicht-entspannen-könnens von wahrscheinlich ausschlaggebender Bedeutung ist. Es würde dem ganzen sonstigen Verhalten widersprechen, wenn es den Frauen ausschließlich beim Sexualakt gelänge, sich vollständig zu entspannen und damit die Voraussetzungen für ein normales sexuelles Empfinden und den Orgasmus zu schaffen. Deshalb stellen sich wohl mit der Fähigkeit zur Entspannung normale sexuelle Empfindungen wieder (oder zum ersten Male) ein.

Bei Männern mit Migräne gestaltet sich die Sexualität weniger problematisch. Es wird kaum über Impotenz geklagt. Die Sexualität wird in die Gegebenheiten eingeordnet, die für den Migräniker charakteristisch sind. Der Geschlechtsverkehr wird meistens nur selten, dafür sehr regelmäßig ausgeübt. Der männliche Typus migränicus ordnet sich einer sehr weiblichen, warm empfindenden Frau gerne unter, läßt sich von ihr in die Schar ihrer Kinder einreihen und wie ein Kind behandeln; damit lenkt er Aufmerksamkeit und Zärtlichkeit auf sich; er übernimmt in sexueller Hinsicht nur selten die Führung in der Ehe, worüber eine weiblich empfindende Frau nicht erbaut ist.

Zu bemerken ist noch, daß auch Schwangerschaft und Geburt von vornherein als Störung in einem Ordnungsgefüge betrachtet werden und daher von migränekranken Frauen und Männern oftmals — wenn auch unbewußt — abgelehnt werden; dagegen wird die einmal eingetretene Schwangerschaft gewöhnlich als beglükkend begrüßt.

Ereignisbindung

Die auffällige Bindung vieler Migräneanfälle an bestimmte Zeiten und Ereignisse hat schon früher zu den verschiedensten Bezeichnungen geführt: z. B. zu Wochenend-, Feiertags-, Montags-, Menstruations-, Reise-, Besuchs-, Theatermigränen und anderen mehr. Man hat immer wieder versucht, in diesen Beziehungen zu Zeiten und Ereignissen ein ursächliches Element für die Migräne überhaupt zu sehen; das um so mehr, als es nicht wenige Migräniker gibt, die ihre Anfälle ausschließlich im Zusammenhang mit solchen Ereignissen bekommen. Aber nicht das Wochenende oder der Feiertag oder ein anderes Ereignis ist an sich schuld am Auftreten eines einzelnen Anfalles, sondern die Tatsache, daß es bei solchen Gelegenheiten entweder zu einer raschen Entspannung oder, seltener, zu einer rasch zunehmenden Spannung kommt.

Daß selbst bei anscheinend eindeutigen Wochenendanfällen doch eine Vielzahl von anfallsfördernden und -auslösenden Motiven zusammenspielt, wird am folgenden Beispiel deutlich: Eine 35jährige Frau erlitt während der Behandlung, nachdem die Migräneanfälle schon fast ein Jahr ausgeblieben waren, an einem Samstagabend erneut einen Anfall. Es ergab sich, daß eine Reihe von Ereignissen vorlag, von denen jedes für sich in den früheren Jahren einen Anfall hätte provozieren können:

1. Die Patientin hatte zuerst mit Rücksicht auf ihre Migräneanfälle auf Kinder verzichtet, später aber wegen einer Zeugungsunfähigkeit ihres Mannes — die Fähigkeit zum Geschlechtsverkehr war nicht beeinträchtigt — keine Kinder bekommen können. Sie stand jetzt aus Altersgründen vor der Frage, ob sie eine künstliche Befruchtung oder eine Adoption anstreben solle. Diese Frage war in der Woche vor dem Anfall von den Eheleuten intensiv erörtert, aber nicht entschieden worden.

2. Der Ehemann der Patientin war während der ganzen Woche auf einer Auslandsreise gewesen; das hatte ihr mißfallen, weil sie wegen des Mangels an gesellschaftlichen Beziehungen allein zu Hause gesessen und dadurch die Ungewißheit und Unordnung der Trennung noch schwerer empfunden hatte. Der Ehemann war am Samstagmorgen zurückgekommen.

3. Zwei Tage vor dem Migräneanfall war bei der Patientin ein starkes Ohrrauschen mit einer erheblichen Hörstörung aufgetreten. Eine fachärztliche Untersuchung ergab keinen Aufschluß über die Ursache dieser Beschwerden. Das Phänomen war aber schon am nächsten Tag verschwunden, und somit die damit verbundene Aufregung — nämlich Angst vor Ertaubung — offensichtlich unbegründet, aber doch noch zum Teil vorhanden.

4. Der Wagen der Patientin war wegen eines technischen Defektes am Freitag weit von ihrer Wohnung entfernt auf der Straße stehengeblieben; die damit verbundenen Unannehmlichkeiten wurden wegen ihres die Ordnung störenden Charakters als besonders schwer empfunden.

5. Das Ehepaar war am Abend zu einer größeren Party eingeladen. Während der Vorbereitungen dazu verstärkten sich die vorher schon in leichter Form vorhandenen Beschwerden des Migräneanfalles so sehr, daß man absagen mußte, weil auch der Ehemann aus Sorge um die Gesundheit seiner Frau zu Hause blieb.

Der Anfall dauerte bis Sonntag abend. Damit entsprach er in seiner zeitlichen Bindung genau einem Wochenendanfall. Es war hier wie auch in anderen Fällen typisch, daß die Patientin selbst den Anfall mit keinem der genannten Ereignisse in Verbindung brachte. Der Arzt durchschaute diesen Zusammenhang nur, weil er die Patientin und ihre psychische Situation schon lange kannte und daher gezielt fragen konnte.

Aus der Erkenntnis, daß Migräneanfälle häufig in Zeiten der Entspannung auftreten, ziehen manche Migräniker den Schluß, daß sie sich möglichst keine Entspannung gönnen und auch am Wochenende durcharbeiten sollten. Diese Folgerung ist falsch — schon allein deshalb, weil die *Abnahme* der Spannung und nicht die Entspannung selbst ein momentanes Gefahrenmoment ist. Daß eine weitere Zunahme der Spannung auch zu einer erhöhten Anfallsgefahr führt, wurde ebenfalls schon erwähnt.

Kindheit

Die wesentlichen Eigenschaften des Migränikers entwickeln sich — wenn auch teilweise noch in Vorstufen — schon von früher Kindheit an. Diese Eigenschaften prägen sich im Laufe des Lebens stärker aus. Etwa die Hälfte der Menschen dieses Typs galt in der Kindheit als zurückhaltend, scheu, höflich, gut erzogen, besonnen und äußerst gehorsam gegenüber den Eltern. Auch in der Schule haben sich diese Kinder an alle Vorschriften gehalten und brav gelernt. Sie gingen mit ihrem Spielzeug sorgfältig und gewissenhaft um. Dieses in den Augen der Umwelt liebenswürdige, beherrschte und korrekte Wesen trägt den Kindern meist die Bewunderung der Erwachsenen ein, die sich bemühen, durch ihre Erziehung diese Verhaltensweisen hervorzubringen oder wenigstens zu unterstützen. Die Kinder wirken besonders vertrauenswürdig, so daß Eltern und Lehrer dazu neigen, ihnen frühzeitig Verantwortungen aufzuerlegen, für die sie noch zu jung sind. Die Kinder lassen sich diese Verantwortungen widerspruchslos aufladen und sind darauf sogar stolz. Es ist schon weiter oben dargelegt worden, daß sich dieses Verhalten gradlinig in das Erwachsenenalter fortsetzt, und daß die Zwangslage, in die das Individuum durch die immer weiter zunehmenden Pflichten und ein relatives Zurückbleiben seiner Kräfte gerät, zu stets schwierigeren Situationen führt.

Beim Typus migränicus kann die Kindheit durchaus auch andere Züge aufweisen. Trotz des eben Gesagten gelten dieselben Kinder bei denselben Erwachsenen auch als sensitiv und schwierig, als unbeugsam und halsstarrig, wenn ihren Wünschen und Vorstellungen nicht nachgekommen wird. In Form von aggressiven Durchbrüchen können sie dann rebellisch werden und sich in offenen Widerspruch zur Autorität der Erwachsenen setzen. Freilich handelt es sich dabei nur um relativ kurz dauernde Episoden, nach denen sich das übliche Wohlverhalten wieder einstellt.

Mutter

Ganz ähnlich wie beim Typus melancholicus finden wir auch beim Typus migränicus in etwa ein Drittel der Fälle eine schwierige Bindung an die eigene Mutter, insbesondere bei weiblichen Migränekranken. Wolff bemerkt in seinem Kopfschmerz-Buch, daß eine seiner Patientinnen ihm dadurch auffiel, daß sie trotz ausgeprägter Sparsamkeit ihrer eigenen Mutter großzügige Geschenke machte. Wolff gibt hierfür keine Interpretation. Dieses Verhalten fügt sich unseres Erachtens zunächst in das Schema der Struktur des Typus migränicus, wie sie oben gezeichnet wurde. Trotzdem kommt in einer solchen Handlungsweise auch das Besondere des Verhältnisses zur Mutter zum Ausdruck. Es handelt sich nicht um eine einfache Abhängigkeit in Form einer Unterwerfung oder eines unkomplizierten lebenslangen Kind-Mutter-Verhältnisses, sondern diese Bindung ist ambivalent (zwiespältig). Auf der einen Seite besteht eine feste, das ganze Leben nicht nachlassende gefühlsmäßige Bindung an die Mutter; auf der anderen Seite richtet sich gleichzeitig ebenso lebenslänglich eine Aggressivität gegen die Mutter. Beide Haltungen finden oft in einer einzigen Handlung ihren Ausdruck. Die Abhängigkeit ist meistens total und läßt keine Möglichkeit zur Auflehnung offen. Es besteht ein Bedürfnis nach Liebe und Zärtlichkeit, die aber nur durch besondere Leistungen errungen werden können. Den Bemühungen, Zärtlichkeit und Liebe von seiten der Mutter zu erfahren, bleibt meistens der Erfolg versagt. Besonders empfindlich trifft diese Menschen eine von der Mutter vorgebrachte Kritik. Diese Empfindlichkeit leuchtet einem ohne weiteres ein, wenn man bedenkt, daß der Mensch von der Mutter in erster Linie Liebe und Bewunderung ohne jede Gegenleistung erwartet.

Eine Patientin versuchte den Schwierigkeiten im Zusammenleben mit der Mutter dadurch zu entgehen, daß sie von ihrem Heimatort Hamburg nach München zog, um einen möglichst weiten Abstand zu schaffen. Zum Geburtstag der Mutter fuhr sie trotzdem eigens nach Hamburg zurück. Dieses Verhalten offenbart deutlich das enge Nebeneinander von »vernünftiger« Distanzierung und gefühlsmäßiger Zuneigung. Als die Tochter in Hamburg bei der Mutter ankam, ließ diese die Patientin wegen einer interessanten Fernsehsendung noch fast eine Stunde warten, bis sie sich mit ihr beschäftigte. Die Tochter hatte natürlich damit gerechnet, daß sie für die Strapazen der langen Reise gleich Anerkennung finden und aus Anlaß des Geburtstages mit offenen Armen, mit besonderer Herzlichkeit empfangen werden würde. Sie war sehr enttäuscht. Als sie zwei Tage später nach ihrer Rückkehr nach München einen Migräneanfall bekam, dachte sie nicht daran, daß die Enttäuschung mit dem Anfall zusammenhängen könnte. Da es aber der einzige Anfall des ganzen Jahres blieb, kann an einem Zusammenhang kaum gezweifelt werden.

Erblichkeit

Trotz zahlreicher wissenschaftlicher Untersuchungen zur Frage der Vererbung der Migräne kann diese noch immer nicht abschließend beurteilt werden. Fast alle Forscher sind sich wohl darüber einig, daß Erblichkeit eine gewisse Rolle spielt, doch sonst gehen die Ansichten weit auseinander. Eine der Ursachen für derartig unterschiedliche Auffassungen ist in der Schwierigkeit zu sehen, den Komplex der Migräne mit statistischen Methoden zu untersuchen. So fehlt eine genaue Festlegung des Begriffs der Migräne. Wann darf von einer Migräne gesprochen werden? Es gibt viele Menschen, die im Laufe ihres Lebens nur einen oder zwei Migräneanfälle erleiden. Sind sie damit Migräniker? Je nachdem, wo man die — stets willkürliche — Grenze zieht, wird man in der Verwandtschaft viele oder wenige Migräniker finden. Die meisten Menschen können aber auch von ihren nächsten Verwandten gar nicht angeben, ob diese ein- oder zweimal oder auch häufiger in ihrem Leben Migräneanfälle gehabt haben; solche Ereignisse geraten meistens rasch in Vergessenheit. In der Familie sind gewöhnlich nur diejenigen bekannt, die unter häufigen Migräneanfällen leiden und deren Lebenslauf durch die Migräne einschneidend verändert wird. Eine weitere Schwierigkeit besteht darin, daß sich in der Verwandtschaft von Migränikern oft einzelne Individuen befinden, die zwar häufiger an Kopfschmerzen leiden, die aber nicht den typischen Charakter von Migräne haben. Wahrscheinlich muß man auch solche Individuen in einem weiteren Sinne zu den Migränikern rechnen; selbstverständlich kann man in dieser Hinsicht geteilter Meinung sein.

Aus all diesen Gründen erklärt sich leicht, warum die statistischen Angaben über die Häufigkeit von Migräne so weit auseinandergehen. Man findet Zahlen von wenigen bis zu 90 Prozent (Moebius, 1894). Wolff hat bei 832 Nachkommen von 119 Migränikern das Vorhandensein von Migräne überprüft und dabei mit statistischen Methoden deutlich einen Erbfaktor herausgearbeitet. Dies entspricht ganz der klinischen Erfahrung vieler Ärzte, die sich mit Migräne befassen: Es werden immer wieder Einzelfälle bekannt, in denen eine Migräne über vier oder fünf Generationen verfolgt werden kann. Offenbar ist die Erblichkeit über die Mutter die geläufigste. Der genaue Erbgang hat aber bisher nicht aufgeklärt werden können.

Nach unserer Auffassung spielt der Erbfaktor für das Auftreten von Migräneanfällen nur eine disponierende Rolle. Dies bedeutet, daß lediglich die Anlage zur Migräne vererbt wird und weitere Faktoren hinzutreten müssen, um Migräneanfälle manifest werden

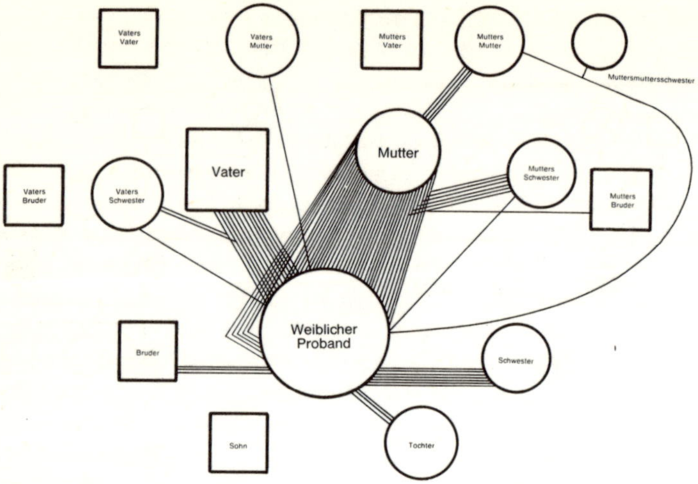

Skizze über den Erbgang bei familiären Migränen unserer Patienten, für alle männlichen und für alle weiblichen Probanden übereinanderprojiziert. Es kommen darin 3 Ergebnisse sehr deutlich zum Ausdruck: 1. Mütter der Probanden sind häufiger betroffen als die Väter. 2. Weibliche Verwandte zeigen das Leiden häufiger als männliche. 3. Die Elterngeneration wird nur sehr selten übersprungen. (Nach Barolin, Migräne. *Wien 1969)*

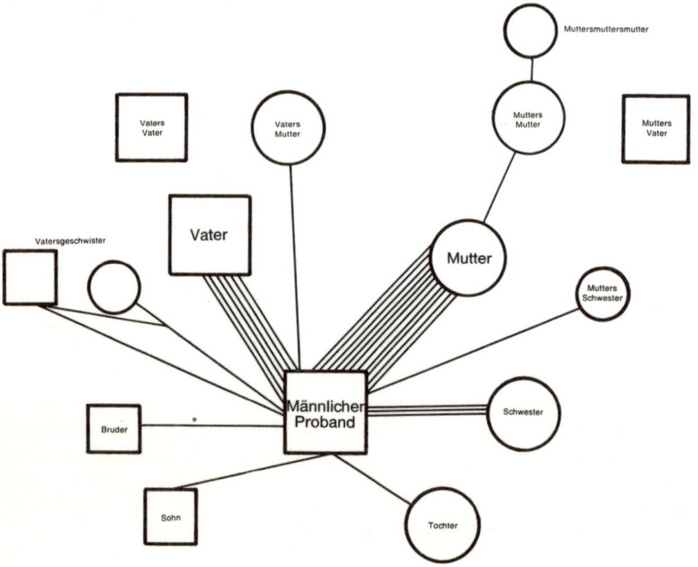

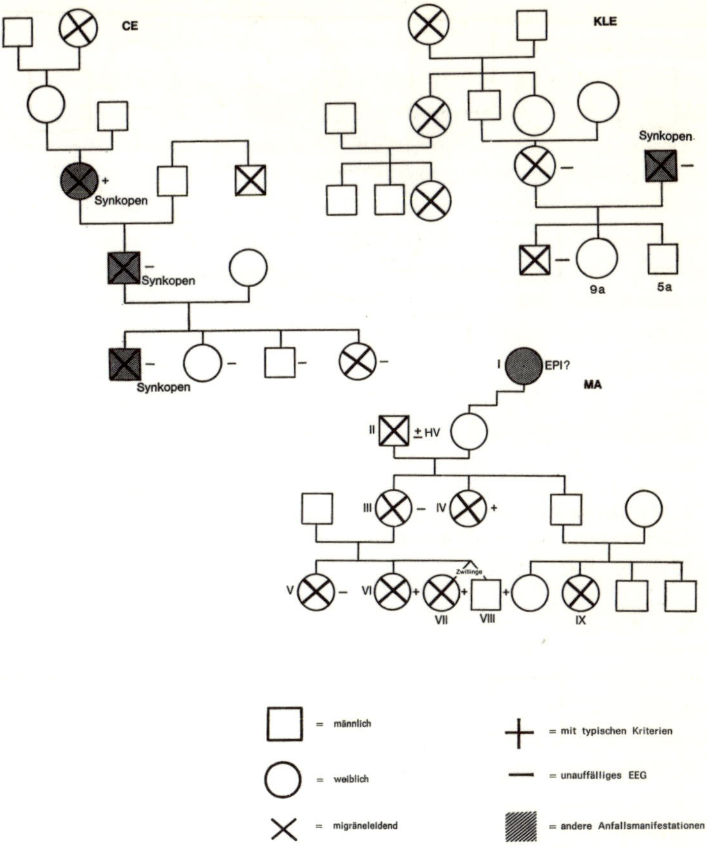

Wiedergabe einiger Stammbäume von Migränefamilien, in denen eine bunte Streuung von EEG-Auffälligkeiten bei Gesunden und bei migräneleidenden Familienmitgliedern zum Ausdruck kommt. — Außerdem auch zu beachten das gehäufte Vorkommen von synkopalen Anfällen (Ohnmachtszuständen). Häufung von Synkopen in der einen Familie (CE). (Nach Barolin, Migräne. *Wien 1969)*

zu lassen (siehe Schema Seite 66). Eine weitere Möglichkeit wäre darin zu sehen, daß lediglich der Typus migränicus auf dem Wege einer sogenannten »sozialen Vererbung« von einer Generation auf die nächste übertragen wird: Man kann sich durchaus vorstellen, daß insbesondere Mütter mit dem Typus migränicus manche dieser Charakterzüge, sei es durch Erziehung, sei es einfach durch das langjährige Zusammenleben und das ständige Vorbild, der nächsten Generation weitergeben. Zu dieser Hypothese liegen aber bisher keine speziellen Untersuchungen vor. Aber selbst bei einer solchen »sozialen Vererbung« ist die gleichzeitige Annahme eines vererbbaren konstitutionellen Faktors für die Entwicklung des Typus migränicus nicht ganz auszuschließen. Vor allem aufgrund der Beobachtung, daß die Entwicklung von Persönlichkeitseigenschaften des Typus migränicus bis in die Kindheit vieler Individuen zurückverfolgt werden kann, ist an einen konstitutionellen Faktor zu denken, der dann allerdings erst in der Auseinandersetzung mit der Umwelt allmählich seine endgültige Ausgestaltung erfährt.

Auslöser (Trigger) des einzelnen Migräneanfalls

Neben den Ursachen, die zu einer Migräne*krankheit* führen können, müssen die Faktoren beachtet werden, die bei einem dazu disponierten Menschen einen Migräne*anfall* auslösen. Es liegt in der Natur eines Kranken, über solche Auslösefaktoren immer wieder nachzusinnen; verständlicherweise möchte jeder Mensch nach Möglichkeit derartige Auslöser vermeiden, um damit das Auftreten von Migräneanfällen verhindern zu können. Hierbei ergeben sich aber mehrere Schwierigkeiten.

Einmal kommt es auch auf die »momentane Disposition« an: Dies bedeutet, daß Auslösefaktoren, die zu dem einen Zeitpunkt in der Lage sind, einen Migräneanfall auszulösen, dies zu einem anderen Zeitpunkt nicht bewirken können. Dies trifft insbesondere für einen gewissen Zeitraum unmittelbar nach einem Migräneanfall zu, in dem sich kein Faktor anfallauslösend auswirken kann. Eine andere Schwierigkeit liegt in der zeitlichen Zuordnung solcher Auslösefaktoren zu den einzelnen Anfällen. Wir konnten bei langjährigen Verlaufsbeobachtungen beobachten (die Migränekranken führten auf unsere Anweisung teilweise mehrere Jahre lang über ihren Tagesablauf genau Buch), daß der Betreffende selbst gewöhnlich nur solche Faktoren als Auslöser ansieht, die zu seinem Alltagsbereich gehören und die nicht länger als wenige Stunden, allenfalls einen halben Tag vor dem Migräneanfall liegen. Es ist aber erwiesen, daß der Migräneanfall häufig erst zwei oder drei Tage nach dem auslösenden Ereignis folgt. Einfacher ist die Sachlage, wenn sich bestimmte Faktoren im gleichen zeitlichen Abstand zum Migräneanfall über eine langfristige Beobachtungsperiode öfter wiederholen. Dazu ein Beispiel: Ein Migränekranker, der nur zwei- oder dreimal im Jahr im Garten oder an seinem Hause schwere körperliche Arbeit verrichtet, erlitt jedesmal zwei Tage später einen Migräneanfall. Nachdem er diesen Zusammenhang erkannt hatte und darauf achtete, schwere körperliche Anstrengungen und damit eine stärkere Verspannung der Nacken- und Schultermuskulatur zu vermeiden, traten bei diesen Anlässen keine Migräneanfälle mehr auf.

Andererseits konnten wir bei vielen Migränekranken keinen der bekannten Auslösefaktoren oder einen sonstigen Anhaltspunkt für die Auslösung eines Anfalles erkennen. Das traf insbesondere für solche Kranke zu, bei denen die Migräneanfälle sehr häufig — jede Woche oder noch häufiger — auftraten. Diese Migräniker befanden sich in einem Dauerspannungszustand, der von sich aus immer wieder zu Migräneanfällen führte. Wenn es durch die Behandlung gelang, diese Anfallserien zu unterbrechen und die Zahl der Anfälle auf zwei oder drei im Jahr zu reduzieren, wurden die jeweiligen Auslösefaktoren wieder erkennbar.

Nur unter den vorgenannten Einschränkungen können die nachfolgend aufgeführten Auslöser verstanden und bewertet werden.

Wetterbedingter Kopfschmerz

Die Einflüsse von Wetter und Klima auf den menschlichen Organismus in gesunden und kranken Tagen sind zweifellos vorhanden. Die Berichte darüber sind zu häufig und zu klar, um noch vernünftige Zweifel darüber zuzulassen. Die Wettereinflüsse lassen sich aber nur schwer exakt nachweisen. Tatsache ist, daß jeder dritte Mensch wetterfühlig ist, d. h. sein Befinden hängt in starkem Maß von der Wetterlage bzw. Wetteränderungen ab. Die Beschwerden reichen von leichter Unpäßlichkeit, eventuell mit Reizbarkeit und Konzentrationsschwäche verbunden, bis zu Herzanfällen, Kreislaufzusammenbruch und psychischen Verstimmungen. Günstige Wetterlagen können aber auch Leistungskraft und Lebensfreude stark beflügeln.

Zur Beurteilung der Wetterlage in medizinischer Hinsicht zieht man sechs Wetterphasen heran:

1. Mittleres Schönwetter (kühl-milde, trocken); medizinisch günstig.
2. Gesteigertes Schönwetter (warm-milde, trocken); medizinisch günstig.
3. Föhnig übersteigertes Schönwetter (warm-milde, extrem trokken); erhöhte Reizwirkung, medizinisch ungünstig.
4. Aufkommender Wetterumschlag (warm-milde, feucht); starke Reizwirkung, medizinisch ungünstig.
5. Vollzogener Wetterumschlag (kühl-kalt, feucht); starke Reizwirkung, medizinisch ungünstig.
6. Beginnende Wetterberuhigung (kühl, trocken); geringe Reizwirkung, medizinisch günstig.

Als gefährlichste gilt die 4. Phase, sie wird deshalb als krankmachend eingestuft. Bei den Wetterlagen 3 bis 5 sollen wetterfühlige Personen nach Möglichkeit jede körperliche und geistige Überforderung vermeiden. Eine Sonderstellung nimmt der echte Föhn in den Nordalpentälern und in den Voralpengebieten ein; der trockene warme Fallwind, der schönes Wetter mit herrlicher Fernsicht bringt, ist bei wetterfühligen Menschen besonders gefürchtet.

Welche Wetterfaktoren für die Auslösung der Wetterbeschwerden verantwortlich sind, weiß man noch nicht. Man stellt sich eine Summenwirkung verschiedener Reizfaktoren vor. Sie fordern vom menschlichen Organismus die stärksten Anpassungsvorgänge, wenn sie von der natürlichen Tagesperiodik (z. B. Temperatur- und Feuchtigkeitsunterschiede zwischen Tag und Nacht) abweichen oder gar zur Umkehr der normalen Rhythmik führen.

Viele Migräniker behaupten, ihre Anfälle seien wetterabhängig; Hitze, Schwüle, Föhn, intensive direkte Sonneneinstrahlung oder hohe Luftfeuchtigkeit werden für die Auslösung der Migräneanfälle verantwortlich gemacht. In Israel gilt ein warmer Wüstenwind, der dem Föhn in den Alpen vergleichbar ist, als migräneprovozierend. Von manchen Ärzten wird eine jahreszeitliche Schwankung in der Frequenz der Migränepatienten beobachtet: Sie ist am größten im Frühjahr und im Herbst, den Jahreszeiten mit den stärksten meteorologischen Unruhen.

Auch Klimaeinflüsse auf die Migräne werden immer wieder vorgebracht. Es existiert aber keine beweiskräftige Statistik, daß es etwa in den Föhngebieten oder in den schwülen Gegenden am Rhein mehr Migränepatienten als anderswo gibt. Aus solchen Annahmen wird nicht selten die Forderung nach einer Klimakur abgeleitet. Wenn dann die Klimakur tatsächlich zum Aufhören der Anfälle führt und die Anfälle nach Beendigung der Kur und Rückkehr in die alte klimatische Umgebung wiederkehren, sieht der Migräniker seine Auffassung bestätigt. Unter Berücksichtigung der Persönlichkeitsstruktur des Typus migränicus ist es aber viel wahrscheinlicher, daß die langfristige Entspannung während der Klimakur die Anfälle stoppt, als daß die Veränderung der Klimafaktoren einen Einfluß hat. Uns ist kein Fall bekannt geworden, bei dem der Umzug in eine andere klimatische Gegend zu einer dauerhaften Besserung der Migräne geführt hätte.

Man sieht: Auch wenn der einzelne Migränekranke hie und da einmal einen deutlichen Zusammenhang zwischen einer Wetterfront und einem Migräneanfall bemerken kann, ist der Einfluß von Wetter und Klima auf die Krankheit Migräne doch denkbar gering. Bei allen anderen Kopfschmerzformen, die doch eigentlich im allgemeinen Sprachgebrauch als »Leitsymptom« für die Wetterfühligkeit gelten, ist der Wettereinfluß sogar noch geringer, wahrscheinlich überhaupt nicht vorhanden. Eine Arbeitsgruppe am Laboratorium für Atmosphärenphysik der eidgenössischen Technischen Hochschule (LAPETH) unter Hans Richner, die in einer großen Enquete eine ganze Reihe von Klimafaktoren und Beschwerden in ihren Zusammenhängen dingfest machen konnte, mußte ausgerechnet die Kopfschmerzen aus ihrem Beschwerdekatalog streichen: kein Einfluß von Wetterfaktoren.

Wer also meint, seit kürzerer oder längerer Zeit durch Wetterfaktoren Kopfschmerzen bekommen zu haben, sollte sich mißtrauisch fragen, ob er nicht einer Täuschung unterliegt, die allzu bequem das Kausalitätsbedürfnis befriedigt. Eine gründliche Gesundheitskontrolle ist ratsam; hinter diesen Anzeichen können sich unter Umständen bisher nicht erkannte Krankheiten oder neurotische Störungen verbergen.

Menstruation
Die Menstruationsmigräne ist ein fester Begriff. Es gibt nicht wenige Frauen, die ausschließlich zum Zeitpunkt der Monatsblutung ihre Anfälle bekommen. Es ist nicht selten, daß die ersten Migräneanfälle mit der ersten Regelblutung auftreten und daß das Leiden oft in den Wechseljahren endet. Hierher gehört auch die Beobachtung, daß die Migräneanfälle während der Schwangerschaft aussetzen, aber gewöhnlich schon im Wochenbett wiederkehren — allerdings können Migräneanfälle auch gerade während der Schwangerschaft verstärkt auftreten. Man hat natürlich gehofft, von diesen zeitlichen Zusammenhängen Behandlungsmethoden besonderer Art ableiten zu können.

Die zeitliche Bindung der Anfälle an die Menstruation ist übrigens nicht eng: Die Migräne kann unmittelbar vor, während oder nach der Menstruation auftreten. In der Periode vor den Wechseljahren (Präklimakterium) und in der ersten Zeit während der Wechseljahre (Klimakterium) können die Migräneanfälle um die Zeit der fälligen Menstruation besonders schwer und langdauernd sein. Alle Versuche, Zusammenhänge zwischen einem Migräneanfall und dem Hormonspiegel aufzudecken, sind jedoch fehlgeschlagen. Auch Hormonbehandlungen, die man schon in den verschiedensten Formen versucht hat, führten in keinem Fall zu einem eindeutigen und wiederholbaren Erfolg.

Körperliche Anstrengung
wird nur selten (in etwa 1 Promille) als Ursache für einen Migräneanfall angenommen. Dabei ist in erster Linie zu beachten, ob es sich um eine gewohnte oder eine ungewohnte körperliche Anstrengung handelt und welche Körperteile dabei besonders beteiligt waren. Nach unseren Erfahrungen führen körperliche Anstrengungen besonders dann zu Migräneanfällen, wenn sie mit stärkerer Belastung der Muskulatur entlang der Wirbelsäule, z. B. bei Gartenarbeit, einhergehen. Hier wird der Zusammenhang vom Mikräniker, der doch sonst so sorgfältig auf alles achtet, oft nicht erkannt, weil zwischen der körperlichen Anstrengung und dem Migräneanfall zwei oder gar drei Tage liegen können.

Alkoholgenuß

Die meisten Migränekranken meiden alkoholische Getränke, weil sie immer wieder erlebt haben, daß Anfälle auftreten, oft schon wenige Stunden nach dem Alkoholgenuß und nicht selten bereits nach sehr geringen Alkoholmengen. Daß vermutlich doch nicht der Alkohol selbst der auslösende Faktor ist, geht schon daraus hervor, daß der Alkohol oft nur dann zu Migräneanfällen führt, wenn er in bestimmten Formen — z. B. als Wein — genossen wird, während alle anderen Alkoholarten gut vertragen werden.

Es sprechen aber noch andere Gründe gegen die Annahme, der Alkohol sei zu den Auslösefaktoren zu rechnen. Der Alkoholiker und der Migräniker weisen entgegengesetzte Persönlichkeitszüge auf. Alkoholiker sind oft weiche Menschen, die sich schwer gegen sich selbst und andere durchsetzen können und einmal gefaßte Willensentschlüsse leicht wieder aufgeben: anders als die Migräniker. (Eine Gewißheit hat der Migräniker wenigstens: Er braucht nicht zu befürchten, zum Trinker zu werden.) Daß eine Person vom Typus migränicus zum Alkoholiker wird, zählt zu den größten Seltenheiten. Alkohol — in geringen Mengen genossen — kann aber auch als Tranquilizer (Entspannungsmittel) aufgefaßt werden. Er ist durchaus in der Lage, Angst und Spannung zu verringern oder aufzuheben. Allerdings ist dann beim Abklingen der Alkoholwirkung mit einem verstärkten Auftreten von Angst und Spannung zu rechnen, so daß damit die momentane Disposition für Migräneanfälle zunimmt. Da es praktisch nur während des Abklingens der Alkoholwirkung zu den Migräneanfällen kommt, kann man auch diese Erklärungsmöglichkeit in Betracht ziehen. Daß viele Menschen vom Typus migränicus ungern Alkohol genießen, läßt sich damit erklären, daß die Verminderung der Aktivität und Anspannung — die beide ihr seelisches Gleichgewicht garantieren — durch Alkoholgenuß als Bedrohung empfunden werden kann.

Kino und Fernsehen

Diese sind nur ausnahmsweise angeschuldigt worden, einen Migräneanfall auszulösen. Da aber durch die Flimmerwirkung des Fernsehens epileptische Anfälle ausgelöst werden können, ist es gar nicht abwegig, an solche Zusammenhänge zu denken; allerdings haben Migräne und Epilepsie nichts miteinander zu tun (s. S. 80).

Körperfaktoren als Auslöser (Langzeitauslöser)

Außer den Auslösern des täglichen Lebens, die augenblicklich zu einem Migräneanfall disponieren, aber nur kurze Zeit wirksam sind, gibt es im Organismus des Kranken selbst langfristig wirksame Auslöser. Die so verursachte Migräne wird auch als symptomatische Migräne bezeichnet. Das soll heißen, daß in diesen Fällen die Migräne nur das Krankheitszeichen eines anderen Leidens ist. Auch hier ist aber zu beachten, daß diese Körperfaktoren nur in ganz seltenen Ausnahmefällen die alleinigen Auslöser für Migräneanfälle bilden. Immerhin sind sie aber meist so gewichtig, daß Migräneanfälle gewöhnlich ausbleiben, wenn gerade dieser Körperfaktor ausgeschaltet werden konnte. Daß er aber dennoch nicht ganz allein wirksam ist und weitere Faktoren hinzukommen müssen, kann man daraus ableiten, daß viele der Patienten zu anderen Zeiten ihres Lebens durch Gelegenheitsauslöser wieder kürzere oder längere Migräneanfälle erleiden können.

Halswirbelsäule

Wie bei allen Kopfschmerzformen verdient auch bei der Migräne die Halswirbelsäule stets eine besondere Beachtung. Lange zurückliegende Unfälle, selbst banaler Natur, mit Verschiebung des Gefüges der Halswirbel können einen dauernden Auslöser für Kopfschmerzanfälle darstellen. In solchen Fällen genügt bereits eine Korrektur des Halswirbelsäulen-Gefüges, um die Kopfschmerzanfälle zum Verschwinden zu bringen. Aber auch die sich von Halswirbelkörper zu Halswirbelkörper schlängelnden Blutgefäße, die in ihrer Wandung Schmerzfasern mitführen, sind leicht irritierbar. Schließlich bedingt die allgemeine Verspannung des Migränikers gewöhnlich auch eine besondere Verspannung der Hals- und Nackenmuskulatur, die für tastende Fingerkuppen als verhärtete und schmerzhafte Stränge zu fühlen ist. Die meisten Migräniker wissen auch, daß längere oder kürzere Zeit vor dem Migräneanfall eine — zunächst nur wenig schmerzhafte — Verhärtung der Muskulatur im Nacken, insbesondere unmittelbar am Ansatz der Muskulatur an der Hinterhauptschuppe, zu spüren ist. Hier entsteht oft ein Circulus vitiosus: Die Gefügestörung der Halswirbelsäule, die Irritierung der Blutgefäße innerhalb der Halswirbelsäule und die Verspannung der Muskulatur wirken verschlechternd aufeinander; jeder dieser drei Faktoren kann die beiden anderen negativ beeinflussen. So findet man bei etwa zwei Drittel aller Migränekranken auf den Röntgenaufnahmen der Halswirbelsäulen Streckstellungen. Wegen der gegenseitigen Beeinflußbarkeit der genannten Auslösefaktoren an der Halswirbelsäule genügt oft die Behandlung eines dieser drei Faktoren, da dann auch die beiden anderen an Wirksamkeit verlieren. Manchmal genügt schon die Bestrahlung der verhärteten Nackenmuskulatur mit einem einfachen Infrarot-Bestrahlungsgerät, um die Kopfschmerzen zu vertreiben. Derselbe Effekt kann auch mit leichter Massage erreicht werden, jedoch gehören dazu geübte, zarte, nicht zu kräftige Finger. Es ist aber nicht schwer, diese einfache Behandlung zu lernen.

Hirntrauma

Hirnverletzungen spielen bei der Entstehung der Migräne eine verhältnismäßig geringe, im Einzelfall aber oft schwer zu beurteilende Rolle. Es gibt zweifellos Fälle, in denen die Migräne eindeutig die Folge eines Hirntraumas ist: Die Migräneanfälle treten unmittelbar nach dem Hirntrauma erstmalig auf und verschwinden nach einigen Monaten allmählich wieder. Allerdings werden Hirnverletzungen von Kranken — und zwar nicht nur von Migränikern — oft als Erklärung für irgendwelche Folgezustände herangezogen. Die geglückte Aufklärung von Ursache und Wirkung befriedigt das allgemeine Streben des Menschen nach Erkenntnis kausaler Zusammenhänge.

Hirntumoren

Sehr viele Menschen haben Angst davor, einen Hirntumor zu bekommen. Es ist daher verständlich, wenn jemand mit jahrelangen Kopfschmerzen irgendwann einmal die Vorstellung entwickelt, es könne wohl nicht anders sein, als daß ein Hirntumor hinter den Beschwerden steckt. In den weitaus meisten Fällen ist diese Befürchtung unbegründet. In weniger als einem Prozent der Fälle ist eine neu auftretende Migräne das einzige Symptom eines Hirntumors, und nur in wenig mehr als einem Prozent der Fälle haben Hirntumoren — neben anderen Beschwerden und Symptomen — Migräneanfälle zur Folge. Selbst in diesen Fällen ist der Tumor nicht die alleinige Ursache der Migräneanfälle.

Aus der Tatsache, daß die Migräne in extrem seltenen Fällen die Folge eines Hirntumors sein kann, wird oft die Notwendigkeit von ausgedehnten Untersuchungen abgeleitet, die statistisch in 99 Prozent der Fälle ergebnislos und damit sinnlos sind. Das Mißverhältnis zwischen dem Aufwand an ärztlichen Bemühungen, Kosten und speziellen, für die Patienten nicht gerade angenehmen Untersuchungsverfahren und dem diagnostischen und damit auch therapeutischen Erfolg ist unübersehbar und unbefriedigend. Einfachere Verfahren, die eine rasche Ausschließung eines Tumors erlauben, beginnen sich gerade durchzusetzen (Computer-Tomographie).

Aneurysmen und Angiome

Eine ebenso seltene Ursache für Migräne sind Aneurysmen (umschriebene Arterienerweiterungen) und Angiome (Blutgefäßgeschwülste) des Gehirns. In wenig mehr als einem Prozent der Fälle sind Migräneanfälle die alleinige Folge solcher Anomalien (Krayenbühl und Yasargil, 1958). Daß wirklich ein ursächlicher Zusammenhang besteht, beweist das Aufhören der Anfälle, wenn es einmal zu einer Blutung aus einem Aneurysma oder zu einer isolierten Augenmuskellähmung durch das Aneurysma gekommen ist. Selbst die röntgenologische Darstellung der Hirngefäße (Angiographie) versagt manchmal, da sich die Aneurysmen keineswegs immer darstellen lassen.

Allergie

Ob Allergien überhaupt in einer ursächlichen Beziehung zu Migräneanfällen stehen, ist noch immer unentschieden. Teilweise werden Allergien als Ursache einer Migräne in bis 15 Prozent der Fälle angegeben; doch ist eine direkte Beziehung in den seltensten Fällen nachzuweisen. Vielleicht können Nahrungsmittelallergien einen Auslöser für Migräneanfälle bilden, aber auch diese Frage ist trotz vielfältiger Untersuchungen ungeklärt. Ist daher das gleichzeitige Auftreten von Allergie und Migräne zufällig? Dies wäre eigentlich verwunderlich, da gerade bei der Allergie psychosomatische Einflüsse eine bedeutende Rolle spielen.

Tetanie

Eine ebenfalls noch ungeklärte Rolle für die Auslösung von Migräneanfällen stellt die hypokalzämische Tetanie (schmerzhafte Muskelkrämpfe infolge Störung des Kalkstoffwechsels) dar. Dieses sehr seltene Leiden führt möglicherweise häufiger zu Migräneanfällen. Sehr oft kommt es aber wegen des ähnlichen Beschwerdenbildes zu einer Verwechslung mit einer Hyperventilationstetanie (durch übermäßige Steigerung der Atmung ausgelöste Muskelkrämpfe). Diese ist zumeist eine Ausdrucksform der Angstneurose und somit ein rein psychosomatisches Leiden. Wenn man die Psychostruktur des Migränikers berücksichtigt, darf man sich nicht wundern, wenn bei demselben Patienten auch einmal tetanische Anfälle auftreten, die aber meist leicht zu therapieren sind.

Zusammenfassung der Migräneursachen

Das Schema auf Seite 49 gibt einen Überblick über die Möglichkeiten und Bedingungen für das Zustandekommen von Migräneanfällen. Grundsätzlich ist daran festzuhalten, daß für das Auftreten von Migräneanfällen in der Regel mehrere oder sogar viele Faktoren anzuschuldigen sind. Vier wesentliche Faktoren sind jedoch in erster Linie zu berücksichtigen:

1. Der Angst-Abwehr-Charakter mit Spannungszuständen als Folge.
2. Die erbliche Disposition.
3. Die momentane Disposition.
4. Dauernde körperliche Ursachen oder Gelegenheitsursachen im Einzelfall.

Dieses Modell ist auch für die Behandlung wichtig; man soll alle Ursachenfaktoren zu ermitteln versuchen, um sie — soweit wie möglich — in die Behandlung einzubeziehen. Dabei ist festzuhalten, daß nicht alle Bedingungsfaktoren gleichwertig sind. Typus migränicus, erbliche Disposition und momentane Disposition spielen eine ganz ausschlaggebende Rolle, wohingegen alle anderen Faktoren von untergeordneter und oft nur vorübergehender Bedeutung sind. Dennoch: Jeder dieser Faktoren kann für sich allein manchmal von so überragender Bedeutung werden, daß er ganz allein den Gang des Leidens bestimmt.

Einzelne Unterformen der Migräne

Wenn einzelne Beschwerden während des Migräneanfalles besonders hervortreten, gibt man der Migräne oftmals besondere Beinamen; diese bedeuten aber nicht, daß es sich dabei um eigene Krankheitsbilder handelt. Es ist nur im klinischen Sprachgebrauch manchmal praktisch, sich solcher Begriffe zu bedienen, weil dadurch gleich das Besondere in einem bestimmten Fall hervorgehoben wird. Sie sind im Einzelfall allerdings nicht immer leicht zu bestimmen.

Augenmigräne (ophthalmische Migräne)
Es ist schon erwähnt worden, daß während eines Migräneanfalles und insbesondere in der Zeit unmittelbar davor Augenerscheinungen eine ganz herausragende Rolle spielen können. Schon Tissot hat diesen Umstand 1785 in seiner Abhandlung über Migräne ausgearbeitet und den Begriff der ophthalmischen Migräne dafür eingeführt. Man hat in dieser Migräneform oft den Grundtyp der Migräne gesehen und sogar irrtümlicherweise alle sonstigen Kopfschmerzanfälle ohne Augenerscheinungen als atypische Formen der Migräne angesehen. Es handelt sich aber in Wirklichkeit nur um eine der vielen möglichen Erscheinungsformen des Migräneanfalles ohne weitergehende Bedeutung.

Gewöhnliche Migräne (common migraine)
Diese Bezeichnung wird für Migräneanfälle ohne Augenerscheinungen verwendet.

Migraine accompagnée
Der Ausdruck stammt von J. M. Charcot (1825—1893). Andere Bezeichnungen sind: Migraine associée (eingeführt von Charles Féré, 1852—1907), complicated migraine, komplizierte Migräne. Es handelt sich dabei um eine recht seltene Form der Migräne, bei der es während des Anfalles zu Ausfallserscheinungen oder auch Reizerscheinungen im Gehirn kommt. Diese können sich in verschiedener Weise äußern: als Lähmung einer ganzen Körperhälfte (hemiplegische Migräne) mit Sprachstörungen oder Mißempfindungen, vor allem im Bereich eines Armes, oft auch einer Gesichtshälfte oder einer Zungenhälfte. Das Bein der gleichen Sei-

te wird bemerkenswerterweise selten befallen. Ganz selten kann es in diesem Zusammenhang während eines Migräneanfalles auch einmal zu einem motorischen Jackson-Anfall (epileptischer Anfall besonderer Art) und zu einem Bewußtseinsverlust kommen. Alle diese körperlichen Begleitstörungen während eines Migräneanfalles sind vorübergehend. Das bedeutet, daß sie gewöhnlich innerhalb weniger Stunden oder Tage wieder verschwinden. In ganz seltenen Ausnahmefällen kann die Lähmung bzw. die Störung auch bestehenbleiben. Trotz der Seltenheit und relativen Harmlosigkeit ihrer Erscheinungen hat die Migraine accompagnée seit ihrer ersten Beschreibung durch Carolus Piso (1618) stets eine besondere Beachtung gefunden. Dies liegt in erster Linie an den Lähmungen, die den Betroffenen selbst und seine Angehörigen verständlicherweise stark erschrecken. Ein zwölfjähriger Junge zum Beispiel bekommt in der Schule während der Pause einen Migräneanfall mit Halbseitenlähmung und Sprachstörung und wird — weil man um sein Leben fürchtet — mit Blaulicht und Martinshorn in die nächste Klinik gefahren. Zur Verwunderung aller kann er am nächsten Tag schon wieder am Schulunterricht teilnehmen.

Der Grund für das außergewöhnliche ärztliche Interesse an dieser seltenen Spielart der Migräne ist darin zu sehen, daß dabei ganz eindeutige und jedem Neurologen geläufige Symptome produziert werden. Man hatte deshalb immer gehofft, auf diesem Wege den Mechanismus der Migräneentstehung überhaupt aufdecken und darauf eine gezielte Behandlung des Leidens aufbauen zu können. Leider haben diese Hoffnungen getrogen. Einige Untersucher meinten, daß die Migraine accompagnée mehr als andere Migräneformen in bestimmten Familien weitervererbt werde, zumal gerade diese Form immer wieder auch bei Kindern beobachtet wird. Es sind auch einzelne Stammbäume bekannt geworden, denen zufolge über mehrere Generationen die gleiche Form der Migraine accompagnée auftrat. Die statistische Untersuchung stützt diese Annahmen aber nicht.

Ophthalmoplegische Migräne

Diese ebenfalls seltene Unterform der Migräne hat außer halbseitigen Kopfschmerzen eine Lähmung der Augenmuskeln zur Folge, so daß das Auge auf der betroffenen Seite nicht oder nicht vollständig in alle Richtungen bewegt werden kann. In der gesamten Literatur sind erst etwa 200 Fälle dieser Art zusammengetragen worden. Aus diesen Krankengeschichten geht hervor, daß der Grund dafür meist eine Schädigung oder ein Krankheitsprozeß im Bereich der Schädelbasis ist. Dabei kommen vor allem Aneurysmen sowie Entzündungen oder Tumoren in der Umgebung der Nervenaustrittsstellen an der Schädelbasis in Betracht, aber auch Erkrankungen der Nasennebenhöhlen, besonders der Keilbeinhöhle, ferner Knochenhautentzündungen der Nasennebenhöhlen oder der Augenhöhle.

Das Auftreten einer ophthalmoplegischen Migräne zwingt den Arzt, unbedingt nach der organischen Ursache zu fahnden. Von den Hirnnerven am Auge ist insbesondere der Nervus oculomotorius (der III. Hirnnerv, der »Augenbeweger«) betroffen, seltener gleichzeitig oder allein der Nervus abducens (der VI. Hirnnerv, der die Bewegung des Augapfels nach außen vermittelt) oder der Nervus trochlearis (der IV. Hirnnerv, oberer Augenmuskelnerv). Die Lähmungen stellen sich gewöhnlich gegen Ende des Migräneanfalles oder erst noch später ein. Die Störung geht meistens nach Stunden, Tagen oder Wochen wieder zurück.

Neben dieser durch krankhafte Prozesse im Bereich der Schädelbasis hervorgerufenen ophthalmoplegischen Migräne gibt es aber noch seltenere Fälle, in denen die Augenmuskellähmungen bloß Begleiterscheinungen eines Migräneanfalles ohne organische Ursache sind. Hier ist wieder das Kindesalter besonders betroffen.

Migräne und Epilepsie

Seit diese beiden Themen gemeinsam in einem Buch von Livieng (London, 1873) breit dargestellt wurden, ist immer wieder angenommen worden, Migräne und Epilepsie kämen häufig zusammen vor. Zu dieser Ansicht mag der Umstand beigetragen haben, daß es sich bei beiden Leiden um ein anfallsweise auftretendes Krankheitsbild handelt, das nach kurzer Zeit ohne wesentliche Folgen abklingt. Man hat deshalb in der Migräne eine Art abgewandelter Epilepsie sehen wollen. Die genaue Untersuchung dieser Frage ist bis heute an fast unüberwindlichen Schwierigkeiten gescheitert. Einmal hat man nicht zu allen Zeiten unter Migräne bzw. Epilepsie das gleiche Krankheitsbild wie heute verstanden. Ferner genügte es nicht, nur Statistiken und Krankengeschichten auf diesen

Zusammenhang hin zu durchforsten. Man müßte vielmehr einen repräsentativen Querschnitt der Bevölkerung zu dieser Frage untersuchen. Derartige Felduntersuchungen, die sehr kostspielig sind, gibt es aber bis heute weder für die Migräne noch für die Epilepsie. Eine Berechnung aus den angenommenen Häufigkeiten beider Zustandsbilder ergibt, daß beide Leiden immer wieder auch bei ein und demselben Kranken vorkommen müssen. Die bisher vorliegenden, einigermaßen brauchbaren Aufstellungen zeigen nun, daß das gleichzeitige Vorkommen beider Krankheiten nicht häufiger ist, als es der Zufallswahrscheinlichkeit entspricht.

In Einzelfällen ist es durchaus möglich, daß beide Leiden bei einem Kranken auf derselben Ursache beruhen. Dies ist zum Beispiel der Fall, wenn ein Hirntumor, eine Gefäßmißbildung oder eine Gehirnerschütterung sowohl zu Migräne als auch zu Epilepsie geführt haben, was zwar sehr selten ist, aber vorkommt. Es gibt aber auch bei der Migraine accompagnée die Möglichkeit, daß — wiederum als sehr seltene Ausnahme — Dauerschädigungen bestimmter Hirnpartien zurückbleiben. Auch dadurch kann es in diesen Fällen zu epileptischen Anfällen (sogenannte Herdepilepsie) kommen. Hierbei würde es sich also nicht um das Zusammentreffen von zwei Leiden handeln, sondern die Herdepilepsie wäre nur das Symptom einer Migraine accompagnée. Als letztes sind nochmal die Zustände zu erwähnen, bei denen es während des Migräneanfalles oder als Folge des Anfalles zu epileptischen Zuständen kommt, was wiederum äußerst selten der Fall ist.

Kindermigräne

Bei Kindern verläuft die Migräne grundsätzlich unter den gleichen Beschwerden wie bei Erwachsenen. Die Kindermigräne tritt zwar häufig auf, wird aber verhältnismäßig selten diagnostiziert. Dies liegt wohl in erster Linie daran, daß Kinder ihre Beschwerden nicht so gut wie Erwachsene schildern und deshalb die besondere Art ihres Kopfschmerzes selten genau beschreiben können. Ebenso sind bei Kindern manche Begleiterscheinungen der Migräne wie etwa das Erbrechen auch bei anderen Anlässen häufig anzutreffen. Dies führt zu der Fehldeutung, daß es sich um einfaches Schulerbrechen (wenn es in der Schulzeit auftritt), um eine Hirnhautentzündung, eine Wurmfortsatzentzündung (»Blinddarmentzündung«) oder eine der vielen Infektionskrankheiten des Kindesalters handelt. Häufig wird ein azetonämisches Erbrechen angenommen (abnorme Reaktion auf Kohlenhydratmangel bei neuropathischen Kindern). Weil die Migräne als typisches Leiden von Erwachsenen gilt, wird sie bei Kindern seltener vermutet. Bille, der die einzige Abhandlung über die Kindermigräne geschrieben hat, stellte sie unter 9000 Schulkindern in einer Quote von vier Prozent fest.

Wir haben schon früher erwähnt, daß die Kindermigräne besonders oft familiär gehäuft auftritt — in rund 50 Prozent der Fälle, bei Erwachsenen nur in 5 Prozent — und daß es häufiger als bei Erwachsenen zu neurologischen Begleiterscheinungen kommen kann.

III. Andere Kopfschmerzarten und ihre Ursachen

Cluster-Kopfschmerz

(Hemicrania angioparalytica resp. neuroparalytica, Ciliarneuralgie, Erythroprosopalgie, Histaminkopfschmerz.) Dieses seltene Krankheitsbild wird hier nur aufgeführt, weil es in vielen Lehrbüchern als Sonderform der Migräne behandelt wird. Es handelt sich aber sehr wahrscheinlich um ein gänzlich anderes Leiden. Seine Erscheinungen sind: heftigste, in der Regel nur 10 bis 20 Minuten, selten einmal bis zu drei Stunden anhaltende Schmerzen im Bereich einer Schläfe mit Ausstrahlung zum Auge, zur Stirn, zum Oberkiefer oder zum Ohr. Manchmal ist auch der Schmerz vorwiegend im Oberkiefer lokalisiert. Der Schmerz hört gewöhnlich ebenso plötzlich auf, wie er gekommen ist. Neben dem Schmerz als Haupterscheinung bestehen häufig noch folgende Symptome:

1. Tränen und Rötung des Auges.
2. Zuschwellen des Nasenganges und Absonderung von Flüssigkeit aus der Nase auf der schmerzenden Seite.
3. Hitzegefühl und Rötung der schmerzenden Partien.
4. Schwitzen der schmerzenden Partien.
5. Verengung der Lidspalte und der Pupille auf der betroffenen Seite (»partielles Horner-Syndrom«).
6. Heftige Pulsation der Schläfenarterien.
7. Schmerzempfindlichkeit der Nervenaustrittsstellen auch noch längere Zeit nach dem Anfall.

Die Schmerzen treten vorzugsweise in der Nacht, manchmal ausschließlich nachts bzw. im Schlaf auf. Im Gegensatz zum Migränekopfschmerz hat der Betroffene nicht das Bedürfnis, sich hinzulegen, sondern findet durch Umhergehen Erleichterung. Die Schmerzanfälle kommen meist in Phasen, die von einem Tag bis zu mehreren Monaten dauern können. Danach setzen die Schmerzanfälle für viele Monate oder Jahre aus. Wegen dieser zeitlichen Begrenzung der Schmerzanfälle ist der Name Cluster-(engl. = Haufen, Büschel)Kopfschmerz von Kunkle 1952 vorgeschlagen worden; er hat sich seitdem eingebürgert und die zahlreichen anderen Bezeichnungen, die seit 1878 im Umlauf waren, verdrängt. Der Schmerz reagiert ähnlich wie beim Migräneanfall auf die Gabe von Dihydroergotamin, das die Histaminwirkung aufhebt. Das Gewebshormon Histamin führt unter anderem durch Erweiterung der kleinen Arterien und Venen zu einer Blutdrucksenkung.

Spannungskopfschmerz

(Muskelkontraktionskopfschmerz, vasomotorischer Kopfschmerz).

Spannungskopfschmerzen sind offenbar ebenso lange bekannt wie die Migräne; sie dürften die Menschheit von alters her hartnäckig begleitet haben. Ihre Häufigkeit ist noch weniger genau abzuschätzen als die der Migräne. Viele Menschen, die einmal oder mehrmals in ihrem Leben wochen- oder monatelange Perioden von Kopfschmerzen erlebt haben, sehen darin nicht unbedingt eine Krankheit und halten diese Kopfschmerzperioden in gesunden Zeiten kaum noch für erwähnenswert. Erst wenn auch diese Art von Kopfschmerzen ein solches Ausmaß annimmt, daß dadurch das Leben beeinträchtigt und behindert wird, fühlt sich der Betroffene als krank. Aretaios von Kappadokien hat in dem eingangs erwähnten Bericht, der im wesentlichen die Migräne behandelt, Hinweise auf das Vorhandensein von Spannungskopfschmerz gegeben: »Hält aber der (Kopf)schmerz längere Zeit an . . . und kommen noch wichtige Zufälle hinzu, die schwieriger zu beseitigen sind, so nennen wir ihn Cephalea. Die Formen, unter denen Cephalea auftritt, sind mannigfaltig. Bei einigen sind sie anhaltend und unbedeutend, aber nicht aussetzend.«

Auch diese Art Kopfschmerz ist im Laufe der Zeit unter mannigfaltigen Gesichtspunkten analysiert und mit den verschiedensten Bezeichnungen belegt worden. Eines haben alle Überlegungen über den Spannungskopfschmerz gemeinsam: Die Muskeln im Nacken, insbesondere die Ansatzpunkte des Trapezmuskels (zieht die Schulter nach hinten zur Mitte) an der Hinterhauptsschuppe, aber auch die Muskeln im Gesicht sowie deren Blutversorgung können Ausgangspunkt der Kopfschmerzen werden. Daher ist von Wolff der Ausdruck Muskelkontraktionskopfschmerz (Kontraktion = Zusammenziehung) gewählt worden. Häufiger wird aber die Bezeichnung Spannungskopfschmerz benutzt, obwohl man sich darüber im klaren ist, daß es sich um einen mißverständlichen Begriff handelt. Es ist vom Wortsinn her nicht klar, ob dieser Kopfschmerz als Ausdruck einer seelischen Spannung oder als Folge einer Muskelverspannung verstanden werden soll. Tatsächlich sind beide Bedeutungen richtig, weil beide Zustände oft bei ein und demselben Menschen anzutreffen sind.

Die Muskeln im Nacken und im Gesicht können durch die verschiedensten Ursachen in schmerzhafte Spannung versetzt werden. Das Besondere dabei ist, daß die Muskelverspannung dem Kranken nicht bewußt werden muß. Viele Menschen, die unter solchen Kopfschmerzen leiden, wissen überhaupt nichts von ihren Muskelverspannungen. Tastet man jedoch die Muskeln am Nacken, am Hals und im Gesicht vorsichtig, aber fest mit den Fingern ab, findet man teils harte druckschmerzhafte Muskelstränge, die sich über größere Strecken ausdehnen, teils fingerendgliedgroße — oder auch größere und kleinere — Knötchen, die beim Betasten den Eindruck machen, als rutschen sie unter der Haut hin und her. Auch dabei wird von den Untersuchten stets ein deutlicher Schmerz verspürt. Die Blutversorgung dieser Muskeln wird offensichtlich durch ihre Verspannung noch weiter verschlechtert; auf diese Weise kann sich der Schmerz über lange Zeit selbst unterhalten, da ein Circulus vitiosus entsteht (siehe Schema Seite 86).

Im Schema beginnt der Kopfschmerz mit einer Muskelkontraktion, die zu einer verringerten Durchblutung des Muskels und damit zu mehr Kopfschmerz führt. Der Kopfschmerz selbst, aber auch die verringerte Durchblutung, führt zu mehr Muskelverspannung, damit zu mehr Kopfschmerz und zu einer noch weiter verringerten Durchblutung, bis ein Endzustand erreicht ist, über den hinaus es keine Steigerung der Beschwerden gibt. Ein solcher Kopfschmerz kann wochen- und monatelang mit geringen Schwankungen bestehen bleiben.

Das Schema läßt auch schon die verschiedenen Behandlungsmöglichkeiten erkennen. Der Teufelskreis muß eventuell nur an einer einzigen Stelle unterbrochen werden, damit er einige Zeit lang oder dauernd verschwindet. Dies kann z. B. durch Auflösung der Muskelverspannung mit Hilfe von Wärme, Massage oder ähnlichen Anwendungen geschehen; auch die einmalige Einnahme ei-

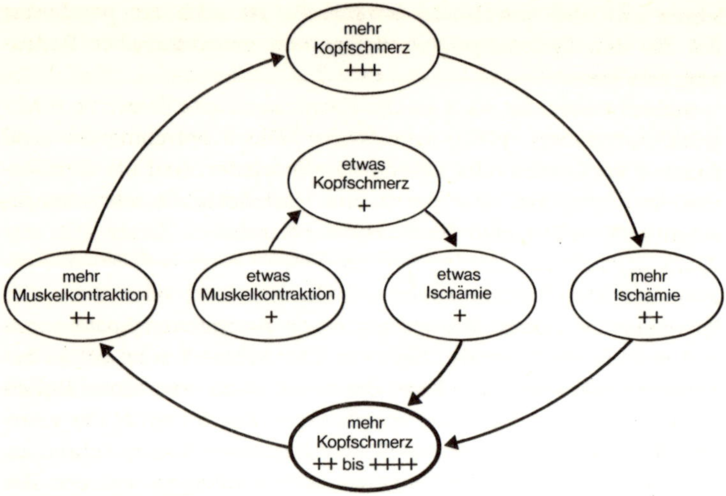

Schema der Entstehung von Spannungskopfschmerz
(Die Zahl der Pluszeichen entspricht den Stärkegraden;
Ischämie = Blutleere)
x *Anfangsstadium*
xx *Endstadium*

nes Kopfschmerzmittels kann dieselbe Wirkung haben. In anderen Fällen entsteht allerdings die Muskelverspannung immer wieder von neuem, so daß der Circulus vitiosus bald nach jeder Unterbrechung wieder erneut wirksam wird. Man muß dann die Quelle des Kopfschmerzes suchen und, wenn möglich, beseitigen.

Aus grundsätzlichen Überlegungen sollen zwei Formen des Spannungskopfschmerzes unterschieden werden:

1. Körperlich bedingter Spannungskopfschmerz.
2. Psychisch bedingter Spannungskopfschmerz.

Diese beiden Formen hängen allerdings sehr oft miteinander zusammen und sind keineswegs immer deutlich voneinander zu trennen; aber es gibt immer wieder Fälle, bei denen entweder das Körperliche oder das Psychische so stark überwiegt, daß der andere Faktor praktisch vernachlässigt werden kann. Derartige Fälle lehren uns, daß sowohl der körperliche als auch der psychische Pol für den Spannungskopfschmerz von grundsätzlicher Bedeutung sein kann.

Seinem Charakter nach ist der Spannungskopfschmerz vom Migränekopfschmerz *völlig verschieden.* Die Kopfschmerzen sind dauernd vorhanden oder kehren ständig wieder, sind oft nicht besonders ausgeprägt, aber durch ihre Hartnäckigkeit sehr unangenehm und belästigend. Nach kopfschmerzfreien Zeiten tritt der Spannungskopfschmerz immer wieder von neuem auf. Er wird gewöhnlich von Empfindungen der Erschöpfung oder auch der Spannung im ganzen Körper sowie von psychischen Spannungen und depressiven Gefühlen begleitet. Der Schmerz wird oft so beschrieben, als werde der Kopf durch ein Band oder einen Reifen eingeengt. Andere Patienten sprechen von einem Gefühl des eisernen Helmes. Wenn sie früher Soldaten gewesen waren, führen sie die Beschwerden recht oft auf das Stahlhelmtragen während des Militärdienstes zurück. Manche geben ein Gefühl an, als sei der Kopf in einen Schraubstock eingespannt. Allgemein ist am häufigsten das Gefühl, als werde von außen ein Druck auf Teile des Kopfes oder auf den ganzen Kopf ausgeübt. Gelegentlich wird ein Gefühl des Druckes von innen geschildert, als ob der Schädel zu eng sei und platzen wolle. Zuweilen wird der Schmerz auch als ziehend beschrieben.

Der Spannungskopfschmerz kann im ganzen Kopf oder nur in einzelnen Teilen empfunden werden; im letzten Fall sind immer wieder dieselben Teile betroffen. Häufige Lokalisationen des Schmerzes sind Schläfen, Vorderkopf, Hinterkopf, Nacken, und zwar einseitig oder beidseitig; außerdem kommen alle möglichen Kombinationen von Schmerzstellen vor. Auch wenn der Kopfschmerz von Nacken und Hinterkopf seinen Ausgang nimmt, bleibt er keineswegs nur auf diese Orte beschränkt. Eine Muskelverspannung im Nacken kann ohne weiteres zu einem reinen Stirnkopfschmerz führen; obwohl die schmerzauslösende Ursache oft an derselben Stelle bleibt, kann der Ort der Kopfschmerzen ständig wechseln, allerdings auch monate- oder jahrelang in derselben Region verspürt werden. Daher kommen die Patienten oft gar nicht auf den Gedanken, ihr Kopfschmerz rühre von einer Muskelverspannung an einer vom Kopf oft weit entfernten Stelle her.

Nicht nur der Schmerzcharakter des Spannungskopfschmerzes ist recht verschieden von dem bei Migräne, auch die sonstigen Krankheitszeichen sind ganz anders. Eigenartigerweise findet man häufig in den Familien von Migränikern Familienangehörige, die zwar an Spannungskopfschmerzen oder anderen Arten von Kopfschmerzen leiden, jedoch keine typische Migräne haben. Auch umgekehrt findet man in den Familien von Kranken mit Spannungskopfschmerzen — recht selten zwar — Kranke mit typischer Migräne. Auch das bevorzugte Alter ist verschieden. Wir finden Spannungskopfschmerzen — vor allem psychischen Ursprungs — schon in der Vorpubertät (in den Jahren kurz vor der Geschlechtsreife) recht häufig, das junge Erwachsenenalter (das Jahrzehnt zwischen dem 20. und 30. Lebensjahr) ist dagegen verhältnismäßig wenig betroffen, während das reifere Erwachsenenalter wieder häufiger den Spannungskopfschmerz kennt. Im Alter kommt der Spannungskopfschmerz weit weniger oft vor; es bleibt aber kein Lebensalter vom Spannungskopfschmerz wirklich verschont. Im Gegensatz zur Migräne kennt die Kopfschmerzperiode des Spannungskopfschmerzes keine Vorläufer und Vorzeichen, keine Augenerscheinungen, keine Übelkeit und kein Erbrechen. Der Kopfschmerz ist gewöhnlich nicht so heftig, dafür aber durch seine Dauer durchdringender. Es kommt auch nicht selten vor, daß Migränekranke auch noch Spannungskopfschmerzen haben, was sie gefühlsmäßig sehr wohl unterscheiden können. Der Spannungskopfschmerz weist — wieder im Gegensatz zur Migräne — kaum Beziehungen zum Alter, zur erstmals einsetzenden Monatsblutung (Menarche), zur monatlichen Blutung (Menstruation) oder zu den Wechseljahren (Menopause) auf; während einer Schwangerschaft tritt keine Erleichterung, eher eine Verschlimmerung ein.

Körperlich bedingter Spannungskopfschmerz

Den körperlich bedingten Spannungskopfschmerz kennen die meisten Menschen aus eigener Erfahrung, wenn er auch zumeist ein sehr seltenes oder gar einmaliges Ereignis bleibt. Man kann ihn bekommen, wenn der Kopf längere Zeit in den Nacken gebeugt gehalten werden muß — z. B. bei Beobachtung eines Himmelsereignisses, bei Betrachtung von Deckenmalereien oder Bildern und Dingen, die sich über den Kopf des Zuschauers bewegen, oder bei anderen ähnlichen Anlässen. Aber schon das sture Halten des Kopfes in eine Blickrichtung kann zu schmerzhaften Verspannungen in der Nacken- und Schultermuskulatur mit nachfolgenden Kopfschmerzen führen. Das wissen viele Autofahrer, die sich am Steuer unwillkürlich und ganz besonders im Bereich von Nacken und Schulter verkrampfen. Wenn sie anhalten, eine Pause machen oder vielleicht die Trimm-dich-Einrichtungen auf den Parkplätzen benutzen, spüren sie nicht nur, wie sich die Verkrampfung rasch lockert, sondern — an der bald eintretenden örtlichen Erwärmung — auch wie die Durchblutung wieder besser wird. Autofahrer, die gelernt haben, durch konzentrative Entspannung (Autogenes Training, s. S. 175) ihre Muskulatur während des Autofahrens laufend zu lockern, bleiben übrigens von solchen Beschwerden meist verschont.

Ein typischer Spannungskopfschmerz infolge einer längeren Zwangshaltung ist der *Schreibtischkopfschmerz,* der *Schreibmaschinenkopfschmerz* und der *Mikroskopierkopfschmerz.* Es gibt nur wenige Sekretärinnen, die in den Jahren ihrer Berufstätigkeit von dieser Art Kopfschmerz ganz frei bleiben. Die meisten haben sich angewöhnt, die Schmerzen durch eine Tablette zu verdrängen und weiterzuarbeiten; statt dessen wäre es vernünftiger, die Arbeit hin und wieder zu einer der vielen, gut ausgearbeiteten Schreibmaschinen- bzw. Schreibtischübungen zu unterbrechen, die praktisch keine Zeit kosten und das Übel völlig beheben (s. S. 162). Die modernen elektrischen Schreibmaschinen haben gegenüber den mechanischen Schreibmaschinen den Vorteil, die Finger zu entlasten, und ermöglichen dadurch ein schnelleres Schreiben; aber leider ist dabei die Haltung noch starrer als beim mechanischen Typ der Schreibmaschine. Wenn man einer Sekretärin an der elektrischen Schreibmaschine zusieht, gewinnt man ein plastisches Bild von einer typisch einseitig fixierten Haltung.

Die gegebenen Beispiele basieren auf typischen Haltungen, die zum körperlich bedingten Spannungskopfschmerz führen können; es gibt jedoch noch sehr viele andere Ursachen. Der eine sitzt einen ganzen Abend lang im Gasthaus neben einer Person im angeregten Gespräch und spürt erst am nächsten Morgen Muskelverhärtung und Kopfschmerz. Der andere hat sich im Kino in der ersten Reihe an der Außenecke einen billigen Platz erworben und bezahlt dafür mit mehrtägigem Kopfschmerz. Daß dieser in der Tiefe des Schädels empfundene Dauerkopfschmerz in solchen Haltungsstereotypien seine Ursache hat, erkennt man einmal an den verhärteten Muskeln (Hartspann) und daran, daß Bewegung und Massage meist rasche Besserung bringen. So einfach und durchsichtig die Zusammenhänge in dieser Darstellung erscheinen mögen, so schwierig können sie sich in der Praxis erkennen lassen.

Dazu ein Beispiel: Eine 25jährige Frau leidet vom 6. Monat ihrer Schwangerschaft an unter heftigen Kopfschmerzen, die sich von Tag zu Tag verschlimmern. Sie muß große Teile des Tages im Bett verbringen, wo es ihr, solange der Kopf auf dem Kissen liegt, einigermaßen gutgeht. Sie fühlt sich aber nicht imstande, ihren Aufgaben im Haushalt und erst recht nicht im Beruf nachzukommen. Kopfschmerzmittel wagt sie aus Angst vor einer Mißbildung des Kindes nicht einzunehmen. Der zuerst zu Rate gezogene Frauenarzt stellt fest, daß keine der durch die Schwangerschaft bedingten inneren Veränderungen des Körpers die Ursache für den Kopfschmerz ist — die Schwangerschaft ist vollkommen regelhaft und normal. Der Augenarzt findet zwar eine geringe Sehstörung, die jedoch ihrer Geringfügigkeit wegen als Ursache nicht in Betracht kommen kann, obwohl die Kopfschmerzen beim Lesen besonders stark werden und im Bereich der Augen und der Stirn besonders stark empfunden werden. Der danach konsultierte Hals-Nasen-Ohren-Arzt kann auch von seinem Fachgebiet aus keinen krankhaften Befund erheben. Insbesondere findet er keinerlei entzündliche Veränderungen im Bereich der Stirnhöhlen, an die nunmehr gedacht worden war. Nach zwei Monaten ständiger heftigster Kopfschmerzen kommt die verzweifelte Patientin in die Kopfschmerzklinik. Bei der Untersuchung findet sich als einziges krankhaftes Phänomen eine Verspannung der Muskulatur im Nacken und am unteren Hals. Ferner kann konstatiert werden, daß durch die Schwangerschaft und das größere Gewicht des Leibes die Körperhaltung unwillkürlich verändert wurde; dadurch kam es auch zu einer veränderten Haltung des Kopfes, vor allem bei Hausarbeiten, Schreibmaschinenarbeiten und beim Lesen. Die Schwangere hatte außer ihrem Kopfschmerz keine anderen Beschwerden gespürt und wunderte sich, daß bei der Untersuchung so große Teile der Halsmuskulatur auf Fingerdruck schmerzhaft waren. Die Behandlung gestaltete sich recht einfach: Zwanzig Minuten lang wurden die druckschmerzhaften Muskelpartien mit Rotlicht bestrahlt und anschließend zwanzig Minuten lang zartfühlend massiert. Schon während dieser Massage verschwand der Kopfschmerz. Die Patientin achtete von nun an selbst auf eine vorteilhaftere Körperhaltung, der Schmerz kehrte nach dieser einmaligen Behandlung nicht wieder und stellte sich auch nach Beendigung der Schwangerschaft nicht wieder ein (Nachbeobachtungszeit: zwei Jahre).

Ein weiteres Beispiel: Eine 35jährige Patientin durchlitt seit ihrem 20. Lebensjahr immer wieder Perioden mit heftigstem Stirnkopfschmerz. Diese hielten oft wochen- oder monatelang an. Sie empfand die Kopfschmerzen deswegen als besonders unangenehm, weil sie das Denken behinderten, die Konzentration erschwerten und schließlich mit Depressionen verbunden waren, wodurch jede geistige Tätigkeit nahezu unmöglich wurde. Gewöhnliche Kopfschmerzmittel brachten nur für eine kurze Zeitspanne — etwa eine halbe Stunde — Erleichterung. Die Einnahme zahlreicher Schmerzmittel hatte Schlafstörungen zur Folge und diese wieder führten zu einer weiteren Erschwerung der geistigen Leistungsfähigkeit. Die Untersuchungen durch mehrere Fachärzte hatten lediglich auf hals-nasen-ohrenärztlichem Gebiet eine geringe Verschattung im Bereich der Stirnhöhlen und des Siebbeins erbracht, die als Ursache der Kopfschmerzen gedeutet wurde. Allerdings war dabei nicht recht einzusehen, wieso es zu schmerzfreien Perioden kam, obwohl diese Verschattung ständig da war. Immerhin brachte eine über mehrere Wochen sich hinziehende, etwa 10- bis 15malige Diathermiebehandlung eine Besserung, und schließlich verschwanden die Beschwerden; aus dem Erfolg der Behandlung wurde auch geschlossen, daß man das Übel an der Wurzel ausgerottet hätte. Doch in der Folgezeit kam es ein- bis dreimal im Jahr zu neuerlichen Schmerzperioden.

Eine Untersuchung der Patientin in der Kopfschmerzklinik ergab, daß neben sehr stark ausgeprägten Muskelverspannungen im Bereich der ganzen Schulter-, Nacken- und Halsmuskulatur ein krankhafter Befund nicht zu erheben war. Hier konnte durch die Anwendung von Rotlicht und vorsichtiger Massage zunächst lediglich ein rasch vorübergehender Besserungserfolg erzielt werden, jedoch erbrachte die Wiederholung der gleichen Behandlung über mehrere Tage hin innerhalb einer Woche Beschwerdefreiheit. Seitdem hat diese Dame gelernt, sich selbst zu behandeln. Zwar treten die Kopfschmerzen mit den gleichen Anzeichen im Bereich der Muskulatur von Nacken und Schultern in Abständen immer wieder einmal auf. Jedoch ist es der Dame durch die Kenntnis der aufgedeckten Zusammenhänge möglich geworden, die Behandlung der Beschwerden selbst sofort zu beginnen, eventuell mitten in der Nacht, so daß gewöhnlich die Beschwerden schon nach wenigen Stunden, allenfalls nach ein oder zwei Tagen, wieder verschwunden sind. Die genaue Selbstbeobachtung ließ im Laufe der Zeit auch immer mehr die Ursachen erkennen. Es handelte sich gewöhnlich um über längere Zeit eingenommene, ungünstige Haltungen des Kopfes, bei Gesprächen zur Seite, bei ausgedehnter Schreibtischarbeit oder beim Autofahren. Es war der Patientin nicht möglich, die ursächlichen Gewohnheiten zu ändern, weil sie nach einer Weile der Beschwerdefreiheit immer wieder die Vorsicht vergaß. Durch die Möglichkeit der Selbstbehandlung waren aber die Folgen derartiger Ereignisse auf ein Minimum reduziert worden.

Wie sich aus den vorangegangenen Schilderungen ergibt, wird dieser Kopfschmerz durch besondere Körper- und insbesondere Kopfhaltungen hervorgerufen und verschlimmert, durch andere Kopfhaltungen, z. B. durch Aufstützen des Kopfes, aber auch verringert. In all diesen Fällen findet man ausnahmslos die harten und diffus schmerzhaften Muskelzüge und die besonders schmerzhaften Knoten.

Psychisch bedingter Spannungskopfschmerz

Daß zwischen Muskelspannung im Nacken — und auch Teilen der Halsmuskulatur — und seelischen Vorgängen ein enger Zusammenhang vermutet wird, läßt sich aus vielen volkstümlichen Redensarten ableiten. »Halt den Nacken steif« ist eine geläufige Redewendung, mit der man einen anderen auffordert, nicht nachzugeben und in einer bestimmten Situation keine Angst zu haben bzw. trotz berechtigter Angst durch diese Situation hindurchzugehen. »Den Nacken steifhalten« heißt soviel wie hartnäckig sein oder unbeirrt einen Widerstand überwinden. Die Redensart »einen harten (also unbiegsamen) Nacken haben« bedeutet eigensinnig, ungerechtfertigt hartnäckig zu sein, nicht nachgeben zu wollen. »Jemandem den Nacken steifen« heißt, ihn zum Widerstand ermuntern. Aber auch das Umgekehrte gibt es: »Den Nacken beugen« heißt nachgeben, sich demütigen, sich unterwerfen. Daß Nackenversteifung und Psyche aus dieser Sicht in einem Zusammenhang stehen, bedarf kaum noch einer Begründung. Der Spannungskopfschmerz ist bloß eine der möglichen Folgen; er kann nur dann Rätsel aufgeben, wenn der Nacken nicht beachtet wird.

Für das gleiche Phänomen sind auch die Ausdrücke »nervöser Kopfschmerz« und »psychogener (erlebnisbedingter) Kopfschmerz« üblich. Auch hierbei handelt es sich um keine scharf begrenzten Begriffe, so daß unter Umständen darunter etwas anderes verstanden werden kann, als hier gemeint wird. Einigkeit besteht indessen darüber, daß der Spannungskopfschmerz auch auf psychischem Wege entstehen kann. Die Redensart, »daß einem eine Sache Kopfschmerzen bereitet«, deutet auch darauf hin.

Welche psychischen und sonstigen Vorbedingungen zu einem psychisch bedingten Spannungskopfschmerz gehören, ist jedoch merkwürdigerweise wenig untersucht worden. Zwar hat z. B. Martin (1966) festgestellt, daß emotionale Faktoren ausschlaggebend sind, aber das genügt nicht, um den Entwicklungsgang des Spannungskopfschmerzes zusammenhängend darstellen zu können. Wohl ist vielen Ärzten aufgefallen, daß man immer wieder auf chronische Angstzustände trifft. Außerdem klagen die Patienten über Schlafstörungen, Nervosität, innere Unruhe und Reizbarkeit sowie über eine Neigung zu Tränenausbrüchen. Man findet bei den Kranken Aggressivität und Abhängigkeitsbestrebungen, aber auch psychosexuelle Konflikte und viele andere ungelöste Probleme, die sich nicht auf einen Nenner bringen lassen.

Auch hier ist auffällig, daß viele Kranke ruhelos von Arzt zu Arzt wandern und immer wieder untersuchen lassen, ob sie einen Hirntumor haben oder geisteskrank seien bzw. werden könnten. Diese Verhaltensweise ist nichts anderes als eine Manifestation chronischer Angst, oft auch Ausdruck verdrängter Triebstörungen. Die Interpretation dieser Beschwerden mit Hilfe des psychoanalytischen Begriffs- und Verständnissystems, die in vielen anderen Bereichen sehr vorteilhaft ist, hat kaum etwas zum besseren Verständnis des Spannungskopfschmerzes beigetragen. Hierher gehört die Deutung, daß aggressive Strebungen gegen einen anderen Menschen oder für das eigene Ich oder nichtakzeptierbare sexuelle Wünsche in das Unbewußte verdrängt wurden und zur Ursache für den Kopfschmerz werden; dieser bringt seinerseits wiederum symbolisch die Angst zum Ausdruck, die als Folge der Verdrängung auftritt. Daß die Angst in das Symptom Kopfschmerz verwandelt wird, hängt nach dieser Deutung damit zusammen, daß die Kranken eine Offenbarung ihrer Angst zu vermeiden suchen und sie daher unbewußt in das Kopfschmerzsymptom verwandeln. Die Nackenversteifung stellt dann lediglich den Versuch dar, den Kopf stillzuhalten, damit er nicht vor Angst zittert.

Es wird den Leser, der das Buch bis hierher gelesen hat, nicht verwundern, zu erfahren, daß Migräniker außer ihren Migräneanfällen nicht selten auch noch psychisch bedingten Spannungskopfschmerz haben, der viel leichter zu ertragen ist, aber dauernd bestehen bleibt.

Die Spannung ist beim psychisch bedingten Spannungskopfschmerz zunächst einmal seelisch und wird vom Patienten auch als seelische Spannung empfunden. Erst in zweiter Linie wandelt sich die seelische Spannung dann auch in körperliche Spannung um. Alle Behandlungsmethoden, mit denen seelische und körperliche Spannungen vermindert werden können, sind daher beim psychisch bedingten Spannungskopfschmerz nützlich und oft allein ausreichend (Näheres siehe Seite 144). Es ist aber besser, wenn auch die seelischen Vorgänge, die zum Kopfschmerz geführt haben, soweit wie möglich offengelegt, vielleicht korrigiert werden, und wenn man die sich darstellenden Ängste aufzuheben und scheinbar unlösbare Lebenskonflikte zu lösen versucht.

Depressiver Kopfschmerz

Eine weitere Form des psychischen Kopfschmerzes ist der depressive Kopfschmerz oder der Kopfschmerz bei endogener Depression. Manchmal ist in diesen Fällen der Kopfschmerz das einzige oder zumindest das auffälligste Symptom. Es handelt sich um vielgestaltige Beschwerden im Kopfbereich, die oftmals als Druck, dann wieder als ein eigentümliches unangenehmes Gefühl oder eben ohne nähere Beschreibung als Kopfschmerz bezeichnet werden. Man kann davon ausgehen, daß etwa die Hälfte aller endogen Depressiven Kopfschmerzen als Begleiterscheinung ihrer Gemütsstörung bekommen.

Es gibt keinen bestimmten Typ von Kopfschmerzen, welcher der endogenen Depression zuzuordnen wäre; im Prinzip können alle Empfindungsarten des Kopfschmerzes vorkommen. Deshalb kann es gelegentlich sehr schwer sein, den depressiven Kopfschmerz von anderen Kopfschmerzformen abzutrennen. Häufiger sind Klagen folgender Art: Druck in der Mitte des Kopfes, als läge eine schwere Last auf dem Kopf; Druck von beiden Seiten der Schläfen, als sollte der Kopf hier mit zwei Fäusten zusammengedrückt werden; Druckgefühl im Hinterkopf.

Oftmals wird von Depressiven der Ausdruck Kopfschmerz geradezu versehentlich gebraucht, nämlich um eine Störung des Empfindens und des Denkens zu kennzeichnen, für die eigentlich der Ausdruck Kopfschmerz nicht angebracht ist. Sie sagen dann z. B., daß sie das Gefühl hätten, mit dem Kopf gegen die Wand rennen zu müssen, damit er wieder richtig funktioniert; oder sie berichten, sie hätten ein Gefühl, als wäre ein Hirntumor im Kopf; tatsächlich wollen sie aber auch damit nur die depressive Denkhemmung zum Ausdruck bringen, die sie daran hindert, ihren normalen Pflichten nachzukommen. Der depressive Kopfschmerz kann auch Ausdruck einer Angst sein: Die Kranken haben das Gefühl, durchzudrehen oder überzuschnappen, was wiederum eine Folge der depressiven Denkhemmung ist, die noch nicht verstanden, sondern nur empfunden wird. Die üblichen Kopfschmerzmittel sind gegen diese Art von Kopfschmerz vollkommen wirkungslos. Verständlicherweise werden wegen der Kopfschmerzen nacheinander Hals-Nasen-Ohren-Ärzte, Augenärzte, Neurologen und Neurochirurgen aufgesucht, deren eingehende Untersuchungen keinen krankhaften Befund ergeben.

In den allerseltensten Fällen tritt aber bei endogen Depressiven der Kopfschmerz als das einzige oder fast einzige Symptom auf. In allen anderen Fällen gibt es eine Reihe von Beschwerden, die jeden Psychiater das bekannte Bild der endogenen Depression leicht erkennen lassen, wenn der Kranke nur danach gefragt wird. Es sind die üblichen Klagen über Lust- und Schwunglosigkeit, Kraftlosigkeit, Empfindungslosigkeit, das Gefühl, nicht mehr richtig denken und wollen zu können, ein Versager geworden zu sein;

vor allem das Gefühl von Freudlosigkeit, Initiativelosigkeit und Entschlußlosigkeit und überhaupt von allen »-losigkeiten«, die an Empfindungsbegriffe angehängt werden können. Auch ein Lebensüberdruß wird gewöhnlich auf Befragen geäußert. Der modische Ausdruck »larvierte Depression« für Depressionen, bei denen körperliche Symptome im Vordergrund stehen, ist eigentlich ganz unangebracht. Die Depression ist gar nicht hinter der »Larve« des Kopfschmerzes verborgen. Der Arzt muß bloß an die Möglichkeit einer endogenen Depression denken und entsprechende Fragen stellen; danach kann er rasch eine diagnostische Entscheidung treffen.

Auch dieser Kopfschmerz ist übrigens durch Nacken- und Schultermassage zu lindern oder zu beseitigen, was sich auch auf die depressive Verstimmung — jedenfalls für eine gute Weile — sehr positiv auswirkt; diese Massageform gehört im Krankenhaus vielfach zur Routinebehandlung der endogenen Depression, ob sie nun mit Kopfschmerzen einhergeht oder nicht. Dieser Kopfschmerz verschwindet zusammen mit der Depression und ist daher auch wie diese zu behandeln.

Hysterischer Kopfschmerz

In früheren Jahrhunderten war viel vom hysterischen Kopfschmerz die Rede. Im 18. Jahrhundert war der Ausdruck Clavus hystericus (hysterischer Nagel) im Umlauf. Man meinte damals, daß beim hysterischen Kopfschmerz der Kranke fast immer das Gefühl hat, ein Nagel sei in seinen Kopf geschlagen. Heute scheint dagegen der hysterische Kopfschmerz viel zuwenig beachtet zu werden, weil das Augenmerk zu sehr auf die anderen Entstehungsmöglichkeiten des Kopfschmerzes gerichtet ist.

Hysterischer Kopfschmerz bedeutet, daß der Kopfschmerz alleiniges oder wichtigstes Symptom einer hysterischen Symptomneurose ist. Wenn man so will, kann man den hysterischen Kopfschmerz als eine Unterform des psychogenen Kopfschmerzes ansehen; doch lassen sich diese Krankheitsbezeichnungen nicht sauber trennen. Es ist heute üblich, die Entstehung eines hysterischen Symptoms mit Hilfe der psychoanalytischen Theorie zu deuten und andere Interpretationsmöglichkeiten zu vernachlässigen. Dieses Kopfschmerzsymptom ist danach der unmittelbare, direkte, symbolische Ausdruck eines aktuellen Konfliktes und gleichzeitig die Wiederholung eines verdrängten frühkindlichen sexuellen Konfliktes, der durch zusätzliche aktuelle Ereignisse klinisch manifest geworden ist. Die Symptomwahl richtet sich nach der Situation der Verdrängung wie nach dem Symbolwert für die Darstellung des unbewußten Triebes und nach der Anfälligkeit der Organe. Freud betonte sogar, daß er in all seinen Fällen mit hysterischem Kopfschmerz beobachtet habe, daß der Kopfschmerz ursprünglich eine körperliche oder jedenfalls leicht erklärbare, sozusagen natürliche Ursache gehabt habe und erst später für die Darstellung eines verdrängten Konfliktes »benutzt« wurde. Hier ist also Kopfschmerz ohne jede Vermittlung von Verspannung oder Spannungen im Körper auf direktem Wege entstanden und hatte anfänglich für sich genommen nicht einmal eine besondere Bedeutung. Auch hysterischer Kopfschmerz kann Anlaß zu umfangreichen ärztlich-diagnostischen Maßnahmen werden. Es ist aber zu beachten, daß hier der Arzt vom Patienten eine andere Funktion zugeteilt bekommt. Er ist nicht mehr derjenige, der helfen soll, einen unangenehmen Zustand zu beseitigen oder eine Angst zu mindern, sondern er soll einen körperlichen Krankheitszustand nur bestätigen. Es bereitet oft große Mühe, derartige Patienten zu der geeigneten Therapie — nur eine Psychotherapie, in der Regel eine psychoanalytische Therapie kommt in Betracht — zu veranlassen, da das Kopfschmerzsymptom neben einem primären auch einen sekundären Krankheitsgewinn mit sich bringt.

Unter dem *primären Krankheitsgewinn* verstand Freud die inneren, seelischen Vorteile, die ein (Kopfschmerz-)Kranker aus einem neurotischen Symptom ziehen kann. Das Symptom stellt gleichzeitig eine teilweise Befriedigung des verdrängten Triebimpulses und — weil es unangenehm ist — zugleich eine Bestrafung dafür dar. Damit hebt sich die darin enthaltene Triebangst auf. Der *sekundäre Krankheitsgewinn* ist nach Freud der äußere Vorteil, den ein Kranker durch sein Symptom erlangt, zum Beispiel die vermehrte Zuwendung durch den Ehemann, Befreiung von Arbeit, auch Mitleid, Rente. Das Symptom Kopfschmerz bringt somit in solchen Fällen paradoxerweise auch eine gewisse — vorläufige und unsichere — Stabilisierung der inneren und äußeren Lage des Patienten mit sich. Die Auflösung des Symptoms führt daher zum Aufbrechen vorher verdrängter Ängste und zum Verlust äußerer Vorteile, so daß sich der Heilung große innerseelische Widerstände entgegenstellen, die manchmal nicht zu überwinden sind, insbesondere, wenn der Patient sich aus diesem Grunde völlig einer sinnvollen Behandlung entzieht.

Kopfschmerz durch Kopfschmerzmittel

Der Mißbrauch von Kopfschmerzmitteln ist heute die am stärksten verbreitete Medikamentensucht. Erst an zweiter Stelle steht die Abhängigkeit von Tranquilizern (beruhigend wirkende Psychopharmaka). Allerdings hat sich die Situation im Laufe der letzten fünfzehn Jahre sehr gebessert. Seit die Ärzte wissen, welche Organschäden durch den jahrelangen täglichen Gebrauch von phenazetinhaltigen Schmerzmitteln zu befürchten sind, und seit aufgrund dieses Wissens die Aufklärung der Patienten über diese Gefahren große Fortschritte gemacht hat, ist ein Rückgang des Phenazetinmißbrauchs festzustellen.

Unter den Kopfschmerzmittelsüchtigen dominieren die Frauen mit 80 Prozent. Die ersten diesbezüglichen Erfahrungen wurden bei Arbeiterinnen der Schweizer Uhrenindustrie gemacht, die ihre Akkordarbeit mit der Lupe leisten müssen. Die ständige Überanstrengung der Augen und die intensive Konzentration verursachen fast zwangsläufig starke Kopfschmerzen. Der Griff nach der Kopfschmerztablette bleibt dann nicht aus; damit wird ein doppelter Effekt erreicht: Schmerzbeseitigung und Leistungssteigerung. Die meisten Kopfschmerzmittel enthalten auch Coffein, wodurch eine müdemachende Wirkung der anderen Tablettenbestandteile ausgeglichen wird. Außerdem ist erwiesen, daß die Kombination von Kopfschmerzmitteln mit Coffein eine besonders angenehme Wirkung entfaltet. Aber gerade dadurch entsteht die Gefahr eines Mißbrauchs, der schließlich zu Tablettenabhängigkeit und Sucht führt.

Die Gewöhnung an das Kopfschmerzmittel bedingt, daß immer höhere Dosen benötigt werden, um Schmerzfreiheit zu erlangen; gleichzeitig werden die Abstände zwischen den einzelnen Tabletteneinnahmen ständig kürzer. Das tägliche Schlucken von 10 bis 15 bis 20 Tabletten eines beliebigen Mischpräparates ist keine Seltenheit, sondern bei vielen Kopfschmerzpatienten die Regel. Wir haben Tablettenabhängige gesehen, die täglich unkontrolliert 30 bis 40 Tabletten einfach aus der hohlen Hand in den Rachen rieseln ließen und oft einen großen Teil ihres Haushalts- oder Taschengeldes dafür aufgewendet haben. Andere dagegen kämpfen mit sich selbst um jede einzelne Tablette, werden dann aber doch wieder schwach und können den Verbrauch mühselig auf 5 bis 10 Tabletten pro Tag begrenzen.

Die Folgen des Mißbrauchs von Kopfschmerzmitteln sind sehr vielgestaltig. Ohne Übertreibung kann man sagen, daß Kopfschmerzmittel eine der häufigsten Ursachen von Kopfschmerzen sind. Das klingt zunächst paradox. Aber jeder Arzt, der auf diesem Gebiet arbeitet, kennt eine Reihe von chronisch Schmerzkranken, die wegen anderer Schmerzen von Kopfschmerzmitteln abhängig geworden sind und im Laufe der Zeit zu ihren alten Beschwerden noch Kopfschmerzen bekommen haben; in diesen Fällen ist der Kopfschmerz eindeutig die Folge der Kopfschmerzmitteleinnahme. Aber auch bei Kopfschmerzkranken wird der Kopfschmerz auf die Dauer im wesentlichen durch die Kopfschmerzmittel unterhalten und verstärkt. Der jahrelange Tablettenmißbrauch führt schließlich dazu, daß aus den anfallsweise auftretenden Kopfschmerzen ein unerträglicher Dauerzustand wird.

Die Befreiung von Schmerzen bildet nur eine Seite der Wirkung der Kopfschmerzmittel. Ihr zweiter Effekt beruht auf Begleitwirkungen, die von den Patienten als sehr angenehm empfunden werden und bei der Entstehung der Tablettenabhängigkeit ohne Zweifel auch eine große Rolle spielen. Die Kopfschmerzmittel wirken allgemein antriebssteigernd und beschleunigen den Ablauf der Denkvorgänge. Einerseits nimmt der Zustrom an Einfällen und Gedanken zu, andererseits wird die Konzentrationsfähigkeit erhöht. Das zeigt sich besonders bei Gegenständen, die — obwohl sie eine hohe Konzentration erfordern — langweilig sind und die Gedanken abschweifen lassen. Eine solche Situation ergibt sich bei jeder ausdauernden Präzisionsarbeit. Auf das Beispiel der Uhrenindustrie wurde schon hingewiesen, aber das gleiche gilt für das eintönige, aber wichtige Beobachten und Beurteilen von Kurven, Zahlen und Schaltern in automatisierten Betrieben. Auch haben viele Kopfschmerzmittel durch den Gehalt an Barbitursäure-Abkömmlingen eine beruhigende und stimmungsaufhellende Wirkung.

Nun soll deswegen die Einnahme von Kopfschmerzmitteln keineswegs pauschal verteufelt werden. Wenn die Beschwerden nur Stunden, Tage, Wochen oder eventuell sogar einige Monate anhalten, ist der Gebrauch von Kopfschmerzmitteln in der jeweils angegebenen Dosierung nicht mit ernsthaften Komplikationen verbunden. Anders ist die Lage bei chronisch Kopfschmerzkranken. Diese haben ihre Kopfschmerzen meistens schon mehrere Jahre, ehe sie beginnen, die Kopfschmerzmittel regelmäßig einzunehmen. Die bleibenden Folgen stellen sich gewöhnlich nach einem 5- bis 7jährigen Mißbrauch ein. Hierbei kann man gefährliche bzw. bleibende Schäden und subjektiv unangenehme, aber rückbildungsfähige Folgen unterscheiden.

Zu den gefährlichen Komplikationen zählen Nierenleiden, die mit 70 Prozent den Hauptanteil ausmachen; es kommt zu einer besonderen Form der Nierenentzündung unter eventueller Beteiligung von Nierenbecken und Harnblase. Dieser Organschaden durch Kopfschmerzmittelmißbrauch hat allein im Klinikum der Mainzer Universität jährlich etwa 15 Todesfälle zur Folge. Als weitere Komplikationen sind Anämien (und zwar eine besondere Form der Blutarmut durch Umwandlung des normalen roten Blutfarbstoffes) und Herz-Kreislaufstörungen zu nennen.

Zu den weiteren Symptomen, die unmittelbarer Ausdruck der Vergiftung des Organismus sind, gehört in erster Linie der Kopfschmerz. Dieser Kopfschmerzmittel-Kopfschmerz ist nicht mehr genau bestimmbar. Er wird im allgemeinen als dumpfer Druck oder unbestimmter Schmerz im ganzen Kopf verspürt. Wird eine Kopfschmerztablette eingenommen, dann läßt er für $^1/_2$ bis 1 Stunde nach, ohne jedoch ganz zu verschwinden. Danach nimmt er wieder sehr stark zu. Im großen und ganzen wird der schon bestehende Kopfschmerz durch die Kopfschmerzmittel verstärkt; der Kopfschmerzmittel-Dauerkopfschmerz ist viel unangenehmer als der sonstige allgemeine Kopfschmerz.

Schließlich verändert sich auch das Aussehen des Menschen, der ständig Kopfschmerzmittel einnimmt. Die Gesichtsfarbe wird aschgrau, was die Folge der oben erwähnten Umwandlung des normalen Hämoglobins (roter Blutfarbstoff) in inaktive Formen ist. Oft bekommen die Patienten auch einen unreinen Teint. Weitere Folgen bilden Schlafstörungen, vor allem Einschlafstörungen; der Schlaf selbst wird oberflächlich, unruhig und unerquicklich.

Die Kranken wachen viel zu früh unausgeschlafen auf. So kommt es zu einer ständigen Müdigkeit, die nach der Tabletteneinnahme ebenfalls nur vorübergehend verschwindet. Die Erschöpfbarkeit nimmt zu, schon nach relativ kurzer Zeit einer konzentrierten Arbeit fühlen sich die Patienten abgespannt und keiner Konzentration mehr fähig. Die Konzentrationsstörungen bedingen natürlich eine Qualitätsminderung der geleisteten Arbeit.

Die meisten Menschen, die ständig Kopfschmerzmittel einnehmen, werden leicht reizbar und mißmutig. Sie wissen meistens selbst, daß sie sich über Kleinigkeiten des Alltags mehr erregen als andere, daß sie gegenüber Kritik sehr empfindlich sind und daß sie sich an den kleinen Mißhelligkeiten des Lebens derartig stören, daß dadurch ihr ganzes Leben beeinträchtigt wird. So bleiben Auseinandersetzungen mit den Mitmenschen nicht aus, die sich ungerecht behandelt fühlen. Vorgesetzte, die Kopfschmerzmittel-Mißbrauch treiben, sind recht unangenehm: Auf kleine Fehler der unterstellten Mitarbeiter reagieren sie mit harter Kritik, während sie deren Höchstleistungen gerade als ausreichend ansehen.

Kopfschmerzmittelmißbrauch verursacht zumeist Appetitmangel mit Gewichtsabnahme als Folge; nur ganz selten wird eine Appetitsteigerung beobachtet. So sind die meisten dieser Patienten ausgesprochen dünn. Weitere unangenehme Begleiterscheinungen sind ständige Übelkeit, Kloßgefühl im Hals und Trockenheit der Mund- und Rachenschleimhäute. Die Hände zittern leicht, was sich auch im Schriftbild bemerkbar machen kann. Während sich die Hände schweißig anfühlen, haben die Betroffenen das Gefühl, innerlich zu frieren. Impotenz und Frigidität können gelegentlich ebenfalls auf den Mißbrauch von Kopfschmerzmitteln zurückzuführen sein.

Anfangs hat man geglaubt, daß nur das Phenazetin für den Kopfschmerzmittel-Kopfschmerz verantwortlich zu machen ist. Inzwischen hat man aber erkannt, das praktisch jedes Mittel, das Kopfschmerzen beheben kann, auch in der Lage ist, einen Dauerkopfschmerz auszulösen. Das gilt nicht nur für die neueren Substanzen, sondern selbst für die alte Acetylsalicylsäure. Noch immer ist aber das Phenazetin die häufigste Ursache für die Folgen eines Kopfschmerzmittel-Mißbrauchs; es muß aber auch eingeräumt werden, daß das Phenazetin auch heute noch eines der wirksamsten Mittel gegen Kopfschmerzen ist. Das Phenazetin führt leider auch dazu, daß die an dieses Mittel gewöhnten Patienten durch keinerlei andere Schmerzmittel eine Linderung ihrer Beschwerden erfahren, vor allem nicht durch die im ganzen doch recht harmlosen Salizylsäureverbindungen.

Alle Bemühungen dieser Kranken, von den Tabletten loszukommen, bleiben in der Regel vergeblich. Es treten dabei so unangenehme Entziehungserscheinungen auf, daß vorgezogen wird, trotz der erkannten Gefahren und der verspürten Folgen zu den Kopfschmerztabletten zurückzukehren. Vom ärztlichen Standpunkt aus sind solche eigenständige Entziehungsversuche als ungünstig anzusehen, weil sie den Betreffenden in der Auffassung bestärken, sie könnten ohne Kopfschmerzmittel nicht mehr auskommen.

Es ist mit folgenden Entziehungssymptomen zu rechnen: Zunahme des Zitterns der Hände bzw. des ganzen Körpers, unwillkürliche Muskelzuckungen, unerträgliche Kopfschmerzen, Übelkeit, quälende Schlaflosigkeit und Neigung zu Kreislaufzusammenbrüchen. In einzelnen Fällen kann es sogar zu epileptischen Anfällen sowie zu Entziehungsdelirien mit optischen und akustischen Halluzinationen, quälender Angst, wahnhaften Vorstellungen, Verfolgungsgefühlen und anderen unangenehmen Erscheinungen kommen.

Nach längerem Kopfschmerzmittel-Mißbrauch ist eine Entziehung nur unter klinischer Überwachung sinnvoll und erfolgversprechend. In der Klinik werden die Tabletten nicht abrupt abgesetzt, sondern in der Dosierung über 3 bis 5 bis 10 Tage allmählich abgebaut. Gleichzeitig werden »Zwischenmedikamente«, in erster Linie Psychopharmaka, verabreicht, um die Entziehungserscheinungen abfangen zu können. Dadurch lassen sich die Entziehungserscheinungen tatsächlich beträchtlich abmildern. Es wäre sinnlos, einem Kopfschmerzmittelsüchtigen die sofortige Entziehung abzufordern. Praktisch wird so vorgegangen, daß der Arzt mit dem Patienten täglich die Entziehungserscheinungen bespricht; dabei wird von beiden gemeinsam die Tagesdosis an Kopfschmerzmitteln und Psychopharmaka (Neuroleptika) festgelegt, um die Entziehungserscheinungen in einem erträglichen Maß zu halten. Auf diese Weise wird gewöhnlich in wenigen Tagen die Dosis null Kopfschmerztabletten erreicht.

Sehr oft verschwinden die Kopfschmerzen schon innerhalb dieser Zeitspanne. Gelegentlich kann die Befreiung von den Kopfschmerzen aber auch mehrere Wochen dauern. Für die Mühe der Entziehung wird der Patient durch die seit langem nicht mehr gekannte Kopfschmerzfreiheit belohnt. Allerdings darf die Behandlung unter keinen Umständen bereits zu diesem Zeitpunkt abgebrochen werden. Dies würde in den allermeisten Fällen einen Rückfall nach sich ziehen. Man muß sich immer vor Augen halten, daß es bei einer Giftstoff-Abhängigkeit — darum handelt es sich letzten Endes beim Kopfschmerzmittel-Mißbrauch — etwa ein Jahr dauert, bis alle Folgen, soweit sie überhaupt noch rückbildungsfähig sind, abgeklungen sind.

Oft ist es erst nach erfolgreicher Entziehung der Kopfschmerzmittel überhaupt möglich festzustellen, um welche Art Kopfschmerz es sich gehandelt hat und unter welchen Bedingungen die Betreffenden tablettenabhängig geworden sind.

Kopfschmerzen nach Unfällen

Wenn jemand verunglückt, sich dabei am Schädel verletzt oder gar den Schädel bricht, wenn er eine Zeitlang nach dem Unfall bewußtlos war, erscheint es sehr verständlich, wenn er nachher Kopfschmerzen hat. Wie bei jeder Verletzung heilen aber die äußeren und inneren Wunden innerhalb weniger Wochen und sind zumindest nach einigen Wochen vollkommen konsolidiert. Der Schmerz kann bei solchen Unfällen nur unmittelbar an den Hirnhäuten und an der Haut über dem Schädelknochen entstehen, denn das Gehirn selbst ist ja völlig schmerzunempfindlich. Dennoch leiden 30 bis 40 Prozent der Menschen, die einen solchen Kopfunfall hatten, noch jahrelang, manchmal jahrzehntelang nach einem Unfall an Kopfschmerzen. Das Problem ist also nicht so einfach, wie es auf den ersten Blick aussieht, und man muß verschiedene Dinge unterscheiden.

1. *Der frische Kopfschmerz* (unmittelbar nach dem Unfall). Er entsteht einerseits durch Blut, das in und zwischen den Hirnhäuten, die das Gehirn umhüllen, austritt. Wenn größere Mengen Blut austreten und zur Hirnbasis absinken, können sie auch allein durch ihr Volumen einen Zug auf die empfindlichen Hirnhäute bewirken. Darüber hinaus löst aber das frisch ge-

schädigte Gehirn als Regulationszentrum auch in der Peripherie vegetative und Kreislaufstörungen aus. Da das Gehirn aber auch selbst zu dieser Peripherie gehört, löst es in seinem Bereich selbst empfindliche Störungen aus. Derartige Beschwerden stellen aber kein therapeutisches Problem dar. Bettruhe, Kreislaufmittel und reichliche Anwendung von Kopfschmerzmitteln sind hilfreich. Sie gehören in die Hand des Arztes, der aber wohl immer auch aus anderen Gründen zugezogen wird. Für Selbstbehandlung ist hier kein Raum. Nach wenigen Wochen sollten diese Beschwerden verschwunden sein.

2. *Narbenkopfschmerz.* Nicht selten kommt es bei Kopfunfällen auch zu Verletzungen der Haut des behaarten Kopfes oder im Gesicht, die sehr klein, aber auch sehr groß sein können. Nicht nur bei den großen Wunden, die chirurgisch versorgt werden müssen und bei denen eventuell Gewebsteile verlorengehen, sondern auch bei den kleinen Prellungen kommt es zu Narbenbildungen, die Gewebsschichten verbacken miteinander, und Narben haben eine Neigung, sich immer mehr zusammenzuziehen. Der Schmerz bleibt hier meist im Bereich der Narben oder geht wenig darüber hinaus. Wenn man die Haut im Bereich der Narbe ganz leicht berührt, ist sie besonders empfindlich.

3. *Anfallsartiger Kopfschmerz.* Für einige Monate kann ein Kopfschmerz bleiben, der nicht jeden Tag, nicht den ganzen Tag da ist, sondern kommt und geht. Er wird meist als dumpfes Druckgefühl beschrieben, das die Stimmung drückt, das Denken beeinträchtigt und mißmutig macht. Schlechte Luft, Rauchluft, konzentrierte geistige Arbeit können den Schmerz verschlimmern, während Ausruhen, Schlaf, ein Spaziergang an frischer Luft und eine Tasse Kaffee ihn beseitigen.

4. *Dauerkopfschmerz.* Das größte Problem stellen die Dauerkopfschmerzen dar, die auch nach Monaten oder gar nach vielen Jahren noch bestehen. Zahlreiche Untersuchungen gerade zu diesem Kopfschmerz haben ergeben, daß hier zusätzliche und vom Unfall eigentlich unabhängige Faktoren hineinspielen. Es handelt sich um vorher nicht bemerkte Tendenzen zu neurotischen Reaktionen und um Rentenwunsch-Tendenzen.

Vergleichende Untersuchungen zwischen solchen Personen, die vor dem Unfall schon neurotische Störungen hatten, und solchen, die keine Hinweise dafür boten, zeigten, daß die neuro-

tisch Gestörten auch nach dem Unfall stärker unter subjektiven Beschwerden zu leiden hatten. Auch erwies sich als bedeutungsvoll, ob der Unfall zu einem Zeitpunkt eintrat, zu dem der Betreffende mit sich und der Welt unzufrieden war, gerade kränkende Erlebnisse hinter sich hatte oder aus anderen Gründen verzweifelt und hoffnungslos war. Der Unfall erschien dem Betroffenen dann vielleicht als letztes Glied in einer Pechsträhne. Hier muß daran erinnert werden, daß der Kopf eine besondere symbolische Bedeutung hat und durchaus als besonders schützenswerter Körperteil empfunden wird. Eine Verletzung des Kopfes bedeutet daher subjektiv mehr als die Verletzung eines anderen Körperteiles, zum Beispiel eines Beines. So wird verständlich, wenn sich Ängste in die Unfallverarbeitung mischen, alte, unbewußte Ängste, frische Ängste und neurotische, unvernünftige Ängste. Die Folge ist dann ein psychisch bedingter Spannungskopfschmerz, wie er schon auf Seite 92 beschrieben wurde.
In der Logik des Betroffenen sieht die Sache verständlicherweise anders aus. Er weiß, daß er vor dem Unfall keine Kopfschmerzen gehabt hat und daß ihm seit dem Unfall Kopfschmerzen das Leben vergällen. Also nimmt er an, daß die Kopfschmerzen durch den Unfall bedingt sind. Die Versicherungsgesellschaften lehnen aber aus solchen Kopfschmerzen gefolgerte Rentenansprüche in der Regel ab. Es kann ein jahrelanger Rentenkampf folgen, der noch mehr Nerven kostet und neue Ängste mobilisiert. Auch hier haben groß angelegte Untersuchungen gezeigt, daß die Tatsache des Versichertseins einen nachteiligen Einfluß auf die Beschwerden nach dem Unfall hat. Wer Versicherungsansprüche hat, leidet in der Regel mehr unter den Unfallfolgen. Es ist erstaunlich, daß solche äußeren Dinge Einfluß auf das subjektive Befinden haben — aber diese Tatsachen können nicht übersehen werden. Es soll nun keineswegs gesagt werden, daß derjenige, der wegen Dauerkopfschmerzen nach Unfall Rentenansprüche stellt, damit etwas Unrechtes will oder tut. Er handelt im Gegenteil in der Regel aus bester Überzeugung und im guten Glauben. Es ist sehr schwer für ihn, einzusehen, daß nicht der Unfall, durch den die Kopfschmerzen anfingen, sondern daß Kräfte seiner eigenen Seele die Hauptverantwortung für die Kopfschmerzen tragen. Diese Einsicht ist aber not-

wendig, da sie die erste Voraussetzung für die Beseitigung der Beschwerden bildet, was auf jeden Fall das lohnenswertere Ziel ist. Es ist sicher kaum noch nötig zu sagen, daß Kopfunfall-Kopfschmerzen, bei denen keine Rentenansprüche geltend gemacht werden können, verhältnismäßig leicht behandelt werden können, während Kopfschmerzen bei Rentenansprüchen praktisch unbehandelbar sind.

5. *Zunehmender Kopfschmerz.* Manchmal bleibt nach Kopfverletzungen nicht nur die normale rasche Abnahme der Kopfschmerzen aus, sondern es nehmen im Gegenteil nach ein oder zwei Jahren die Kopfschmerzen immer mehr zu. Hier ist es leichter einsehbar, daß nicht mehr der Unfall schuld daran sein kann, sondern daß andere, unfallfremde Umstände hinzukommen müssen, vielleicht eine Organerkrankung oder eine Hirnaderverkalkung. Gewöhnlich handelt es sich aber um die Folge von Kopfschmerzmittelmißbrauch. Die Kopfschmerzmittel, die unmittelbar nach dem Unfall so sinnvoll und hilfreich sind, werden im Laufe der Zeit wiederum selbst zur Kopfschmerzursache, oft der alleinigen. (Näheres hierzu im Kapitel Kopfschmerzmittelmißbrauch S. 98.)

IV. Fälle aus der Mainzer Kopfschmerz-Klinik

Status migränosus (besonders schwerer Fall, Volker G.)

Der 49 Jahre alte Bundesbahnbeamte Volker G. leidet seit zehn Jahren an ständigen Kopfschmerzen, die nur nach der Einnahme großer Mengen von Medikamenten vorübergehend etwas nachlassen. In früheren Jahren hatte er häufige Migräneanfälle gehabt, die auch bei seiner Mutter und seinem Bruder aufgetreten waren. Die zahlreichen Ärzte, die G. wegen seines Leidens schon aufgesucht hat, konnten ihm nicht wirklich helfen. Ein Jahr vor der Behandlung durch uns waren folgende Diagnosen gestellt worden:

Therapieresistente Cephalgien (= durch Behandlung unbeeinflußbare Kopfschmerzen),
Osteochondrose der HWS (= Degeneration der Zwischenwirbelscheiben der Halswirbelsäule),
Spondylosis deformans der LWS (= Degeneration der Wirbelkörper und der Bandscheiben der Lendenwirbelsäule),
leichter Diabetes mellitus (= Zuckerkrankheit).

Keine der vielen fachärztlichen Untersuchungen hatten einen Anhaltspunkt ergeben, welche Ursache die Kopfschmerzen haben könnten. Es wurden lediglich weitere neurologische Kontrolluntersuchungen vorgeschlagen. Psychisches wurde im Befundbericht nicht erwähnt. Dieses Vorgehen der behandelnden Ärzte ist durchaus allgemein-üblich: Je länger und je intensiver ein Kopfschmerz anhält, desto eher wird an eine organische Ursache — etwa durch einen Tumor — gedacht, obwohl das Umgekehrte das Richtige ist. Wenn ein Patient, der früher keine Kopfschmerzen kannte, eines Tages über Kopfschmerzen zu klagen beginnt, ist die Wahrscheinlichkeit einer Verursachung durch eine Körperkrankheit größer; je länger ein Kopfschmerz dauert, desto größer ist die Wahrscheinlichkeit einer psychosomatischen Erkrankung.

Über die Art des Kopfschmerzes war von G. folgendes zu erfahren: Er hat den Charakter eines dumpfen Druckes im ganzen Kopf. Alkohol verschlechtert die Beschwerden. Sein Konsum an Kopfschmerzmitteln ist stetig gestiegen. Zur Zeit braucht er täglich

13 Tabletten (drei verschiedene Sorten) und 4 Zäpfchen. Die Kopfschmerzen haben seine ganze Lebensführung geprägt. Er hatte sogar eine dienstliche Versetzung erreicht, weil er einen Zusammenhang zwischen den Kopfschmerzen und Klimaeinflüssen angenommen hatte; doch blieben die Kopfschmerzen auch am neuen Dienst- und Wohnort in alter Stärke bestehen. Alle Versuche, sich von der Tabletteneinnahme zu befreien, waren gescheitert. Auch drei Heilkuren waren erfolglos geblieben.

Bei den ausführlichen Gesprächen mit Volker G. zeichneten sich folgende Persönlichkeitsstrukturen ab: Obwohl er äußerlich das Bild ruhiger Gelassenheit bietet, ist er ein zutiefst ängstlicher Mensch. In vielen Lebenssituationen — im Dienst, im Gespräch mit Vorgesetzten, im Wartezimmer des Arztes, beim Umgang mit unsympathischen Menschen — stellt sich die Angst ein. Sein Privatleben sowohl als auch seine Berufstätigkeit werden von einem ausgeprägten Ordnungssinn beherrscht. Dadurch kommt es zu zahlreichen Konflikten, die ihn schwer mitnehmen.

Trotz seiner Kopfschmerzen war G. seinen beruflichen Pflichten stets einwandfrei nachgekommen. So schmerzt es ihn sehr, wenn jüngere Kollegen vor ihm befördert werden. Ansonsten lebt Volker G. sehr zurückgezogen, er hat nur einen kleinen Freundes- und Bekanntenkreis.

Während des ersten Aufenthalts in der Kopfschmerzklinik unterzog sich Volker G. einer erfolgreichen Entziehungskur von Kopfschmerzmitteln. Danach stürzte er sich wieder mit Eifer in seine Arbeit. Der Dauerkopfschmerz stellte sich nicht mehr ein, doch kam es im Laufe von 2 bis 3 Monaten zu 2 typischen Migräneanfällen. Inzwischen war eine schon vor der Klinikaufnahme beantragte Kur genehmigt worden. Während dieser Kur traten die Kopfschmerzen wieder verstärkt auf, so daß G. wieder zu seinen Tabletten greifen mußte. Nach der Rückkehr an den Arbeitsplatz war der alte Leidenszustand wieder erreicht: Dauerkopfschmerzen und tägliches Einnehmen von zehn Kopfschmerztabletten.

Ein Jahr später wurde G. noch einmal zu einer Entziehungskur in unsere Klinik aufgenommen. Diesmal traten dabei schwere Entziehungserscheinungen auf. Im Anschluß daran erhielt G. Psychopharmaka und durchblutungsfördernde Mittel. Der Dauerkopfschmerz verschwand; es traten nur selten einmal typische Migräneanfälle auf.

Um das Resultat weiter zu verbessern, wurde bei Volker G. eine Verhaltenstherapie der Angst durchgeführt. Seinen Charakter hat G. in der ganzen Beobachtungszeit nicht geändert. Er muß einwandfrei dem Typus migränicus (siehe Seite 51 ff.) zugerechnet werden. Mit seinem Schicksal ist er jetzt weitgehend ausgesöhnt, weil dem schweren Dauerkopfschmerz nun eine Zeit ausreichenden Wohlbefindens gefolgt ist; gelegentlich treten zwar noch immer Kopfschmerzanfälle auf, bei denen Herr G. aber jetzt schon lange keine Kopfschmerzmittel mehr einnimmt.

Wir haben bei Volker G. auch nach körperlichen Kopfschmerzursachen geforscht und konnten Verspannungen in der Muskulatur von Schulter, Hals und Nacken feststellen. So waren bei G. sowohl psychische als auch somatische Auslösefaktoren im Spiel. Er erkannte bald selbst, daß seine Kopfschmerzanfälle auch mit den Muskelverspannungen zusammenhingen. Durch frühzeitige Anwendung von Rotlicht konnte stets eine weitere Zunahme der Verspannung und damit auch der Kopfschmerzen verhindert werden. Durch geduldige Weiterarbeit besteht durchaus die Hoffnung, noch weitere Fortschritte zu erzielen.

Gewöhnliche Migräne (Fall Gisela I.)

Die bei der ersten Untersuchung 34jährige Gisela I. leidet seit dem 17. Lebensjahr an Kopfschmerzen, die schon seit zwölf Jahren Dauercharakter haben und seitdem nur mit wenigen Wochen Unterbrechung bestehen. Frau I. hatte schon viele Ärzte konsultiert, keiner konnte jedoch bisher helfen. Sie suchte die Kopfschmerzklinik auf, weil einerseits die Kopfschmerzen so unerträglich waren, daß sie lebensüberdrüssig geworden war, und weil sie andererseits noch einen allerletzten Versuch machen wollte.

Der Dauerkopfschmerz wird empfunden als ein an eine streng umschriebene Stelle des Schädeldaches gebundener Stich, der von dort aus tief in das Gehirn hineinzugehen scheint. Diese Beschreibung entspricht dem Charakter des *Clou hystérique* (siehe Seite 96). Ferner hat die Patientin morgens beim Aufstehen einen von der Halswirbelsäule aus über den ganzen Kopf bis in die Augen ziehenden Streifen, der so stark schmerzt, als würde von innen ein Druck ausgeübt, der die Augen aus ihren Höhlen sprengen will. Dieser Schmerz verstärkt sich periodisch, bleibt dann gewöhnlich auf eine Kopfseite begrenzt und macht sie gegenüber Geräuschen und Gerüchen äußerst empfindlich. Sie zieht sich dann vollkommen in ein dunkles Zimmer zurück, ißt nicht, spricht mit niemandem, kann sich auch sonst mit nichts beschäftigen und muß abwarten, bis sich nach ein, zwei oder gar drei Tagen wieder Wohlbefinden einstellt. Schon an gewöhnlichen Tagen nimmt sie 10 Kopfschmerztabletten ein. Diese Dosis wird während der eigentlichen Migränetage noch beträchtlich (und unkontrolliert) erhöht. Sie weiß, daß die Migräneanfälle in erster Linie durch psychische Anlässe ausgelöst werden: Aufregung, bevorstehende Feste, überhaupt unmittelbar bevorstehende gesellige Ereignisse, »furchtbare Freude«, erste Urlaubstage. Oft weiß sie aber auch nicht, womit gerade dieser Anfall zusammenhängen könnte.

Migräne (Fall Agnes I.)

Frau I. war erst drei Jahre alt, als ihr Vater im Kriege fiel. Sie war ein typisches »Schlüsselkind«, ihr Verhältnis zur Mutter war immer schlecht, obwohl sie viel von ihr spricht und offensichtlich auch an ihr hängt. Die Mutter lebte zuletzt mit einem primitiven Mann zusammen, den die Patientin verabscheute.

Mit 23 Jahren heiratete Agnes I. Mit der Ehe ist sie auch heute noch zufrieden, obwohl Spannungen nicht ausblieben. Die sexuellen Beziehungen machen ihr keine Freude, aber sie nimmt sie geduldig auf sich. Ihr Ehemann ist übrigens beruflich genauso ehrgeizig wie sie selber. Allerdings mußte sie wegen der schweren Kopfschmerzen ihren Posten als Buchhalterin aufgeben.

Ärzten gegenüber ist Frau I. sehr mißtrauisch. Manche Untersuchungen waren umständlich und unangenehm, die verschiedenen Behandlungsversuche blieben erfolglos. Eine Psychoanalyse wurde von ihr vorzeitig abgebrochen.

Frau I. wird von verschiedenen Ängsten geplagt: Wenn sie auf ihren Mann wartet, wenn sie viel zu erledigen hat, wenn Besuch erwartet wird oder wenn ein Theaterbesuch bevorsteht. Die Angst ist nach den eigenen Worten der Patientin mit einer Verspannung in der gesamten Körpermuskulatur verbunden.

Sie gehört ohne Zweifel dem Typus migränicus an: Ordnungssinn und Gewissenhaftigkeit prägen ihren Lebenslauf; gegenüber Kritik ist sie sehr empfindlich; sie ist rastlos tätig und sehr ehrgeizig. Das ganze Bild läßt mehr als bei anderen Migränikern neurotische Züge erkennen: Feindschaft und gleichzeitig Bindung gegenüber der Mutter, Idealisierung des nicht gekannten Vaters und krasse Ablehnung des mit der Mutter zusammenlebenden Mannes.

Therapie: Die Behandlung bestand zunächst in der Entziehung der Kopfschmerzmittel unter Hilfe von Neuroleptika (Psychopharmaka mit zentral-dämpfender Wirkung). Diese Therapie führte zu einem ausgeprägten Entziehungssyndrom mit mehrtägiger Schlaflosigkeit, Kopfschmerzen und vor allem einer schwerwiegenden Reizbarkeit, die zu Streitigkeiten mit dem Stationspersonal führte. Nach 14 Tagen waren aber sowohl die Reizbarkeit als auch die Kopfschmerzen vollkommen verschwunden, wodurch erstmals wieder seit Jahren Beschwerdefreiheit eingetreten war. In der weiteren Behandlung wurden physikalische Maßnahmen zur Entspannung der Nacken- und Halsmuskulatur hinzugefügt. Ferner wurde die Patientin aktiv desensibilisiert (siehe Seite 179). Eine solche Behandlung ist für alle Angstsituationen gut anzuwenden; lediglich die schwerwiegende Situation der ängstlichen Erwartung des Ehemannes kann dadurch nicht korrigiert werden.

Die Anfälle kommen jetzt in mehrmonatigen Abständen, so daß sie kein besonderes Problem mehr darstellen; die Struktur der Persönlichkeit ist jedoch noch nicht verändert, und die Gefahr des neuerlichen Abhängigwerdens von den gewöhnlichen Schmerzmitteln ist noch nicht beseitigt. Deswegen muß die Behandlung noch weiter fortgesetzt werden. Diese geht in Form von etwa wöchentlichen Sitzungen vor sich. Agnes I. führt nun ein Tagebuch über ihre täglichen Erlebnisse, aus dem im Laufe der Zeit die auslösenden Momente sehr deutlich herauszulesen sind. Bei ihr sind es meist momentane Erlebnisse, die allerdings oft mit einer Verzögerung von 1 bis 2 Tagen Migräneanfälle auslösen.

Spannungskopfschmerz (Fall Margit C.)

Die 56jährige Direktionssekretärin Margit C. hat schon seit zehn Jahren »schreckliche Kopfschmerzen«, die sie als »Verkrampfung in der Kopfhaut« beschreibt. Sie kann von sich aus mehrere

Gründe dafür angeben. Sie sagt zunächst, daß der Kopfschmerz besonders bei »Streß« auftrete, also wenn sie unter besonders starker Anspannung im Beruf steht. Sie habe einen Arbeitstag, der oft von 8 Uhr morgens bis 21 Uhr abends gehe. Es sei ihre Aufgabe, tausend Sachen gleichzeitig auszuführen, nichts zu vergessen und immer ruhig und gelassen zu erscheinen. Sie arbeitet mit ihrem Chef, der 42 Jahre alt ist, hervorragend zusammen. Aber in letzter Zeit fällt ihr — was sie besonders stört — die Zusammenarbeit recht schwer. Sie sagt, daß sie sich zeitweilig »so deprimiert fühlt« und oftmals weinen müsse. Sie sei so furchtbar empfindlich geworden, was sie früher nie gekannt habe. Wenn ihr Chef etwas sage, beziehe sie das plötzlich auf sich und zweifle manchmal daran, ob er mit ihr »restlos zufrieden« sei. Während der Arbeit geht noch alles gut, aber am Abend wird sie die Spannung auch zu Hause nicht los und schläft oft erst nach 1 Uhr ein. Auch am Wochenende geht es ihr viel schlechter als während der Woche. Nur während eines dreiwöchigen Urlaubs am Mittelmeer fühlte sie sich wohl.

Ein weiterer Grund für ihre Beschwerden, den sie angeben kann, ist der Tod ihrer Mutter, der nun schon acht oder neun Jahre zurückliegt, über den sie aber lange nicht hinweggekommen sei. Sie selbst ist nie verheiratet gewesen, sondern hat ihre Befriedigung immer in der Arbeit gefunden. Der Grund, warum sie ärztliche Hilfe sucht, ist nicht so sehr der Kopfschmerz selbst; das Seelische bedrückt sie viel mehr. Sie hat das Gefühl, sie könnte langsam eine Hirnadernverkalkung bekommen, weil sie auch hin und wieder einmal etwas vergißt. Auch hatte sie vor nicht allzu langer Zeit eine sechswöchige Kur mitgemacht; in dieser ganzen Zeit fühlte sie sich depressiv; das wurde erst mit Aufnahme der Arbeit besser. Frau C. weiß im Grunde über die Entstehung ihrer Kopfschmerzen gut Bescheid, denn sie gebraucht folgendes Bild: »Wenn etwas auf mich zukommt, was unangenehm ist, dann will ich das nicht an mich rankommen lassen und spanne mich wie ein Panzer und dann ist der Kopfschmerz da.« Die Untersuchung läßt an Hals und Rücken zahlreiche schmerzhafte Muskelstränge und noch schmerzhaftere Knoten erkennen, von denen sie in dieser Form bisher nichts wußte.

Es liegt sehr nahe, in diesem Fall die Hauptursache im Streß eines so angestrengten Lebens zu suchen. Der Zusammenhang liegt aber sicherlich umgekehrt. Frau C. hat sich selbst zuzuschreiben, daß sie in dieses Zwangsnetz von Anspannung eingespannt ist, aus dem sie nicht mehr herausfindet. Während des Tages im Büro ist sie die fröhliche, gelassene, Heiterkeit und Wissen ausstrahlende Sekretärin, bei der sich andere seelisch entlasten können; aber am Abend und am Wochenende findet sie nicht mehr die Kraft zu Entspannung und Ausgleich. Natürlich ist sie mit der Belastung keineswegs unzufrieden, sondern im Grunde genommen sehr zufrieden, und möchte nur noch leistungsfähiger sein und will von Entspannung nichts wissen. Sie sagt, daß sie bereits allen privaten Verkehr aufgegeben habe, weil sie nicht in der Lage sei, diesen noch neben ihrem Beruf aufrechtzuerhalten. Außerhalb ihrer Berufstätigkeit sieht sie keinen Menschen. Ihre Mutter, bei der sie sich am Abend entlasten konnte, fehlt ihr deshalb besonders.

Die einzig richtige Therapie liegt auf der Hand, ist aber schwer durchzuführen; es ist offensichtlich, daß sich Frau C. etwas von dem Bild lösen muß, das sie von sich selbst aufgebaut hat. Sie muß sich Stunden und Tage der Entspannung, der zwischenmenschlichen Kontakte und des körperlichen Trainings gönnen, dafür aber ein Stück ihrer Berufswelt aufgeben. Ob sie damit Unzufriedenheit bei ihrem Vorgesetzten hervorrufen würde, kann dahingestellt bleiben. Wahrscheinlich ist sie aufgrund der fast dauernd vorhandenen Spannung auch im Berufsleben keineswegs so vollkommen, wie sie sich selbst sieht; eine echte Ausgeglichenheit würde eine noch bessere Arbeitsleistung zur Folge haben. Zu einer regelmäßigen Behandlung meint Frau C. nicht kommen zu können, da sie in ihrem Büro unentbehrlich sei; nur zwei- oder dreimal im Jahr, wenn ihr Chef auf Reisen ist, könnte sie das Büro für einige Stunden verlassen.

Gleichzeitiges Auftreten von Migräne und phobischer Angst als gleichwertige Symptome (Fall Marianne B.)

Die 38jährige Hausfrau Marianne B. kommt in die Sprechstunde, weil sie, wie sie sagt, nunmehr schon seit zwanzig Jahren an Migräneanfällen leidet. Es handelt sich um einen Kopfschmerz vor allem im Bereich der rechten Schläfe, um ein Hämmern und Klopfen, das sich bis zu unerträglichen Ausmaßen steigert. Dabei bestehen Übelkeit und gelegentlich Erbrechen. Marianne B. ist während des Migräneanfalles äußerst empfindlich gegen Licht, Geräusche und Gerüche, so daß sie sich von allen Menschen zurückzieht und das Zimmer völlig abdunkelt. Sie ist vor allem gegen Gerüche überempfindlich; wenn doch einmal Küchengerüche in ihr Zimmer dringen, muß sie sich übergeben. Diese Migräneanfälle treten etwa zweimal in der Woche auf und dauern dann 1 bis 2 Tage. Frau B. findet, daß die Stärke der Anfälle und auch ihre Häufigkeit schon etwas nachgelassen hätten, seit sie nicht mehr arbeitet. Wegen der Anfälle nimmt sie immer wieder Kopfschmerzmittel verschiedenster Art ein, obwohl sie eigentlich ganz gegen Medikamente ist und am liebsten überhaupt nichts nähme.

Seit einem dreiviertel Jahr leidet Frau B. auch noch unter Drehschwindel, Brechreiz und Ohrensausen. Organische Grundlagen für diese Beschwerden konnten in einer anderen Klinik nicht gefunden werden. Bei der ersten Aussprache mit uns berichtet sie unter anderem von verschiedenen Angstzuständen, die vorwiegend in geschlossenen Räumen auftreten. Frau B. fühlt sich nach ihren eigenen Worten »durch die Angst verkrampft«. Sie ist übrigens schon als Kind sehr ängstlich gewesen. Es fällt ihr sehr schwer, über ihre Angst zu sprechen; sie glaubt, sie müsse sich »zusammenreißen« und das Leben trotz ihrer Beschwerden meistern. Vor 14 Jahren hatte sie nach der Geburt ihres einzigen Kindes an einer Wochenbettpsychose gelitten, die aber von selbst wieder abgeklungen war.

Die erste Aussprache hat schon erkennen lassen, daß bei Frau B. Migräne und Angstzustände gleichwertig nebeneinander stehen. In zwei weiteren Sitzungen wird deutlich, auf welchem Hintergrund diese Spannungen gewachsen sind. Zur Mutter, die als »etwas schwierige Frau« bezeichnet wird, besteht ein zwiespältiges Verhältnis. Jedenfalls bemüht sich aber unsere Patientin um ein gutes Einvernehmen mit der Mutter. Die Ehe der Eltern war nach dem Kriege gescheitert, und es kam schließlich zur Scheidung, als die Patientin gerade 18 Jahre alt war. Den Vater hatte der Krieg verändert, er begann zu trinken und war ziemlich heruntergekommen.

Als Kleinkind war Frau B. immer recht lebhaft gewesen. Die Schule absolvierte sie mit gutem Erfolg. Aufgeklärt wurde sie von Freundinnen. Mit 16 Jahren hatte sie ihren ersten sexuellen Kontakt, bei dem sie aber nichts empfand. Mit 19 Jahren heiratete sie ihren jetzigen Mann; aber auch in der Ehe fand sie an sexuellen Empfindungen nichts Besonderes. Jedenfalls fielen Scheidung der Eltern, Ablösung vom Elternhaus, langfristige Bindung an einen Mann und Auftreten der Migräneanfälle ungefähr in dieselbe Zeit. Während einer Kur nach einer schweren Krankheit lernte ihr Mann eine andere Frau kennen, worauf sich die Patientin von ihm scheiden ließ. Trotzdem brach sie den Kontakt zu ihm nicht ganz ab. Sie selbst trat damals in sexuelle Beziehungen zu einem Berufskollegen, von denen sie gefühlsmäßig wenig profitierte. Drei Jahre nach der Scheidung heiratete sie ihren Mann wieder. Danach kam das Kind zur Welt. Seither läuft die Ehe viel besser. Frau B. betont, daß sie auf ein gutes Familien- und Eheleben großen Wert legt. In der Ehe gibt es nun keine Streitigkeiten oder Auseinandersetzungen mehr, doch fehlen Herzlichkeit und Gefühlswärme.

Äußerlich macht Frau B. einen adretten, guten Eindruck. Aber Ordnung bedeutet ihr mehr als Schönheit. Das gilt auch für ihre Wohnung und die alltäglichen Hausfrauenpflichten. Sie macht sich so viel zu schaffen, daß sie sich durch Familie und Haushalt überlastet fühlt. Ihr Mann ist weniger ordnungslieb, deshalb ist es ihr ganz recht, daß er beruflich viel unterwegs ist und dann keine Unordnung machen kann. Zu anderen Menschen hat sie kaum Kontakt, weil es ihr dazu einfach an Zeit fehlt.

Die Behandlung nahm folgenden Verlauf:

Mit Frau B. zusammen wird eine Rangordnung ihrer verschiedenen Ängste aufgestellt. Dabei werden zunächst alle nur vorkommenden Ängste notiert und diese anschließend in eine systematische Ordnung gebracht, so daß die leichteste und am wenigsten unangenehme Angst am Anfang steht. Dabei ergibt sich folgende Liste:

1. Angstgefühl bei einem Spaziergang durch etwas dichten Wald.
2. Ein ängstliches und beklemmendes Gefühl in einem Zimmer bei geschlossenen Fenstern und Türen (Klaustrophobie).
3. Unser kleiner Hund läuft in ein Auto.
4. Angst beim Friseur unter der Haube.
5. Angst davor, ich bekäme eine schwere Krankheit.

6. Angst davor, meiner Mutter würde etwas zustoßen (Unfall, Herz- oder Kreislaufversagen).

7. Angst davor, meinem Mann würde etwas zustoßen (Unfall mit Auto oder Flugzeug. Er hatte vor Jahren schon einmal einen Unfall.)

8. Angst davor, meiner Tochter würde etwas passieren (z. B. Unfall oder Feuer bei einer Veranstaltung; das ist ein Hauptproblem.)

9. Angst bei einer Flugreise in ein fremdes Land. Das Fliegen macht Angst. Ich bin zweimal geflogen. Im vergangenen Jahr ist es mir noch gut bekommen, dieses Jahr aber nicht. Es sind vor allem auch die Menschen, die im Flugzeug dicht aufeinandersitzen.

10. Angst, wenn ich einkaufe und etwas länger in einer Schlange oder an der Kasse warten muß. Das Stehen, wenn Menschen um mich herum sind, bedrückt mich irgendwie. Auch sonst Angst bei Menschenansammlungen, Veranstaltungen, Feuerwerk, Kino und Theater (Agoraphobie).

11. Angst, wenn ich in der Stadt etwas zu erledigen habe. Ich werde dann einfach die Angst nicht los, daß mir unterwegs übel wird (Phobophobie).

12. Ein immer wiederkehrender Angsttraum: Ich stehe, gehe, laufe, renne über eine Brücke, und immer zieht mich das Wasser in die Tiefe. Ich halte und klammere mich fest, aber unaufhaltsam umspült mich das Wasser. Das ist nur im Traum so, nicht im Leben, denn ich schwimme in Wirklichkeit ohne Angst. Ich schwimme sogar ganz besonders gern allein weit hinaus.

Als Therapie wurde eine aktive Desensibilisierung durchgeführt. Bei dieser Methode wird zuerst in einigen Sitzungen die Entspannung eingeübt, weil man von der Voraussetzung ausgeht, daß Entspannung des Körpers auch zu Angstfreiheit führt. Als es gelang, die Entspannung — mit Hilfe der ersten beiden Stufen des Autogenen Trainings eingeübt — ohne Schwierigkeiten zu erreichen und in diesem Zustand Angstfreiheit zu erzielen, wurden die oben in der Angsthierarchie aufgeführten Situationen Frau B. der Reihe nach vorgegeben, so daß sie sich in ihrer Phantasie diese Situationen noch einmal vorstellen konnte, sie aber gleichzeitig mit der

Vorstellung der Angstfreiheit verband. Das führte besonders anfänglich zu Schwierigkeiten, weil sich während der Vorstellung der einzelnen Situationen sofort Angst einstellte. Es war aber vorher ein Zeichen verabredet worden: Sie hob die Hand und die Entspannung wurde unterbrochen. Sobald wieder Angstfreiheit vorhanden war, wurde die gleiche Situation wiederholt. In jeder Sitzung konnten ein bis drei Situationen behandelt werden. Nach und nach gelang es Frau B. immer müheloser, sich die Situationen vorzustellen. Zum Erstaunen der Patientin übertrug sich das auf die Realität, so daß sie auch in der Wirklichkeit keine Angst mehr empfand.

Im ganzen waren 40 Sitzungen erforderlich, bis eine vollständige Angstfreiheit erzielt war. Es war eigentlich beabsichtigt, nun die Behandlung der Migräne anzuschließen, doch erwies sich dies als unnötig. Während der sich aus äußeren Gründen über zwei Jahre hinziehenden Behandlungszeit hatten sich die Migräneanfälle ebenfalls verloren und traten nur noch zweimal jährlich auf, was nicht mehr als behandlungsbedürftig anzusehen war. Wenn sich einmal Vorzeichen einer Migräne einstellten, insbesondere der von Frau B. angegebene Spannungsschmerz im Nacken, machte sie eine einfache Entspannungsübung nach dem Autogenen Training, wodurch es zur Auflösung von Schmerz und Spannung kam. Damit konnte die Behandlung endgültig abgeschlossen werden.

V. Analyse des Kopfschmerzes

Sie haben in den vorangehenden Kapiteln das Problem »Kopfschmerz« von verschiedenen Seiten beleuchtet gesehen, verschiedene Formen kennengelernt und wissenschaftliche Erkenntnisse mit Ihren eigenen Erfahrungen vergleichen können. Die beschriebenen Fallbeispiele haben Ihnen gezeigt, wie andere Menschen Kopfschmerzen erleben und was sie dagegen mit oder ohne Erfolg getan haben. Manches Mal werden Sie ein »Aha-Erlebnis« gehabt haben und sich gesagt haben »genauso ist es bei mir auch«, anderes wird Ihnen ganz fremd sein, alles zusammen wird Sie vielleicht auch verwirrt haben. Sie stellen sich nun die Frage: Welchen Kopfschmerz-Typ habe ich? Was kann ich selbst tun, um *meine* Kopfschmerzen zum Verschwinden zu bringen oder wenigstens zu lindern?

Den ersten Schritt haben Sie schon getan, indem Sie Ihre Kenntnisse erweitert und erfaßt haben, daß Sie mit Ihren Kopfschmerzen nicht allein dastehen, sondern ihn mit Millionen Menschen teilen. Das gibt schon eine gewisse Erleichterung. Aber vom passiven Lesen allein vergeht natürlich kein Kopfschmerz, es kommt vielmehr auf Ihre aktive Mitarbeit bei Diagnose und Behandlung an.

Der zweite Schritt führt zu einer genaueren Analyse Ihrer persönlichen Situation. Wir haben alles vorher Gesagte noch einmal in das Schema der folgenden Seiten eingebracht, das Sie nun Schritt für Schritt durchgehen und dabei ankreuzen sollten, was für Sie zutreffend ist. Das System dieser Analyse geht noch einmal aus einem Übersichtsschema (Seite 119) hervor. Auch wenn Sie einen Arzt aufsuchen, wird ihm ein ausgefülltes Schema eine Hilfe für seine Beurteilung sein, so daß mehr Zeit für ein persönliches Gespräch bleibt. Wir gehen in der Kopfschmerzklinik immer so vor, weil durch die Anwendung eines Schemas auch eine bessere Vergleichbarkeit und statistische Bearbeitungsmöglichkeit entsteht. Natürlich wissen Sie und wir, daß man die Vielfalt des Lebens und auch des Kopfschmerzes nicht in einem Schema einfangen kann, mag es auch noch so umfangreich sein. Ein Schema kann Ihnen aber helfen, sich die vielen Fragen, die im vorangegangenen Text aufgetaucht sind, noch einmal für Sie persönlich vorzulegen und so einen Überblick über die eigene Situation zu erhalten. An dem Blockschema auf Seite 119 können Sie anschließend noch einmal überprüfen, ob Sie richtig vorgegangen sind.

ɔckschema zur Diagnostik des chronischen Kopfschmerzes

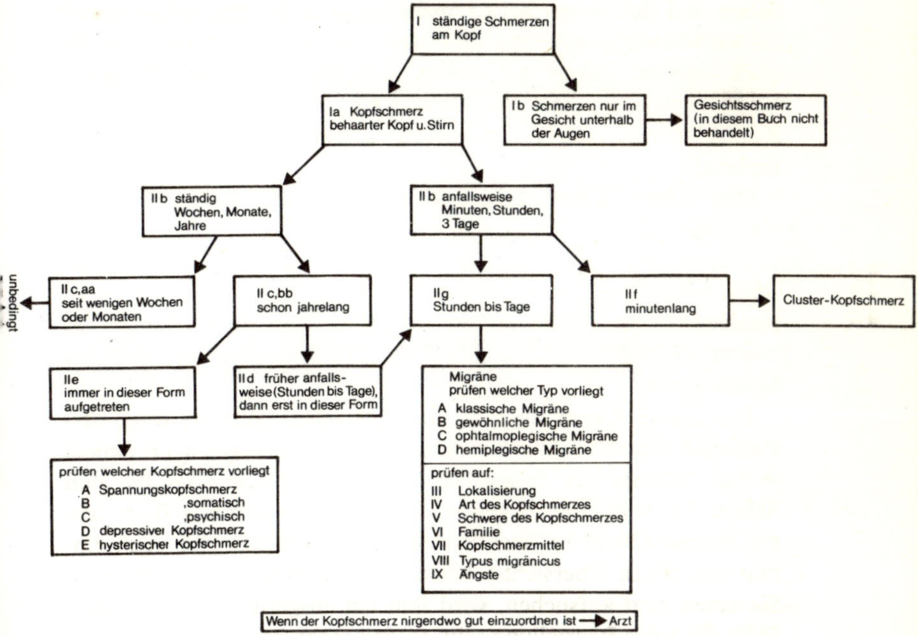

Selbstbeurteilungsbogen für Kopfschmerz

I. Ich habe ausschließlich Kopfschmerzen

ja ○ Wenn angekreuzt, weiter unter a.

nein ○ Wenn angekreuzt: Kopfschmerzen, die nur neben zahlreichen anderen Krankheitssymptomen bestehen, und andersartige Schmerzen werden in diesem Buche nicht behandelt.

I a. Die Schmerzen empfinde ich hauptsächlich im behaarten Teil des Kopfes und an der Stirn . . . . . . ○

Wenn angekreuzt, weiter unter II

I b. Die Schmerzen empfinde ich hauptsächlich im Gesicht unterhalb der Augen . . . . ○

Wenn angekreuzt: Es handelt sich nicht um Kopfschmerzen im eigentlichen Sinne des Wortes, sondern um Gesichtsschmerzen, die in diesem Buch nicht ausführlicher behandelt werden.

II a. Der Kopfschmerz ist ständig bzw. für mehrere Wochen und Monate da . . . . ○

Wenn angekreuzt: Weiter unter II c.

II b. Der Kopfschmerz tritt nur anfallsweise auf . . . . ○

Wenn angekreuzt: Weiter unter II f., S. 125, und II g., S. 126.

II c. Der Kopfschmerz besteht:

aa) Erst seit wenigen Wochen oder Monaten . . . ○

Wenn angekreuzt: Sie sollten unbedingt einen Arzt aufsuchen, denn weitere Diagnostik erscheint dringend erforderlich.

bb) Schon jahrelang (und mehrere ärztliche Untersuchungen ergaben: Kein krankhafter Organbefund) ◯

Wenn angekreuzt: Weiter unter II g. und II e.

II d. Der Kopfschmerz ist früher anfallsweise für jeweils Stunden bis drei Tage aufgetreten, besteht nun aber schon längere Zeit dauernd . . . . ◯

Wenn angekreuzt: Sie sollten prüfen, ob es sich um eine chronisch gewordene Migräne handelt, und darum unter II g., S. 126, weitermachen.

II e. Der Kopfschmerz ist schon immer in dieser Form aufgetreten . . . . ◯

Wenn angekreuzt: Es handelt sich um einen Dauerkopfschmerz. Prüfen Sie, ob er sich einem der Typen A—D zuordnen läßt. Prüfen Sie dazu auch Charakter und Schwere des Kopfschmerzes S. 131—135.

Dauerkopfschmerz Typ A
Spannungskopfschmerz (allgemein)

Reifengefühl . . . . ◯

Helmgefühl . . . . ◯

Druckgefühl . . . . ◯

Wenig ausgeprägt, aber sehr lästig . . . . ◯

Es gibt Wochen und Monate, in denen ich ganz kopfschmerzfrei bin . . . . ◯

Der Kopfschmerz ist vom Gefühl der Erschöpfung begleitet . . . . ○

Der Kopfschmerz ist vom Gefühl psychischer Spannung begleitet . . . . ○

Der Kopf ist von depressiven Gefühlen begleitet . . ○

Es gibt keine Vorläufer (Vorzeichen), die den Kopfschmerz ankündigen . . . . ○

Bei Frauen: Es gibt keinerlei Beziehungen zur Menstruation . . . . ○

Keine Entlastung während der Schwangerschaft . . . . ○

In der Muskulatur seitlich am Hals, im Nacken und in der Schultermuskulatur findet man bei mäßigem Betasten schmerzhafte Stränge und Knoten . . . . ○

Außer dem letzten Punkt (in jedem Falle positiv zu erwarten) sollten Sie mindestens zwei weitere Kreise angekreuzt haben und dann unter B und C weitermachen.

Dauerkopfschmerz Typ B
Körperlich bedingter Spannungskopfschmerz

Der Kopfschmerz tritt insbesondere auf:

Nach Autofahren . . . . ○

Nach Schreibtischarbeit . . . . ○

Nach langem Nähen . . . . ○

Nach einem Kinobesuch . . . . ○

Nach Schreibmaschinenarbeit . . . . ◯

Nach Arbeit am Mikroskop . . . . ◯

Nach anderen Tätigkeiten mit eintöniger Haltung des Kopfes . . . . ◯

Nach ungewohnter körperlicher Anstrengung . . . ◯

Andere Anlässe . . . . ◯

Dauerkopfschmerz Typ C
Psychisch bedingter Spannungskopfschmerz

Außer dem Kopfschmerz finden sich

Schlafstörungen . . . . ◯

Nervosität . . . . ◯

Innere Unruhe . . . . ◯

Reizbarkeit . . . . ◯

Gefühl nervöser Erschöpfung . . . . ◯

Andere nervöse Störungen . . . . ◯

Dauerkopfschmerz Typ D

Außer dem Kopfschmerz finden sich eine Reihe psychischer Beschwerden, wie sie in der folgenden Beschwerdeliste zusammengestellt sind:

Ich fühle mich sehr unglücklich . . . . ◯

Ich bin so lustlos . . . . ◯

Ich bin völlig schwunglos . . . . ◯

Ich fühle keine Kraft mehr in mir . . . . ◯

Ich bin völlig empfindungslos und kann mich über nichts mehr freuen . . . . ◯

Ich kann nicht einmal mehr traurig sein . . . . . ◯

Ich kann nicht mehr richtig denken . . . . . . ◯

Ich kann nicht mehr richtig wollen . . . . . . ◯

Ich habe das Gefühl, ich bin ein Versager im Leben . ◯

An nichts habe ich mehr Freude . . . . ◯

Ich habe einfach keinen Schwung mehr . . . . . ◯

Mir fällt nichts mehr ein . . . . ◯

Ich kann mich zu nichts mehr entschließen . . . ◯

Ich kann mir nicht denken, daß es in Zukunft noch einmal besser wird . . . . ◯

Wenn ich nur den Mut dazu hätte, würde ich mich umbringen . . . . ◯

Ich wache morgens schon in aller Frühe auf . . . ◯

Wenn ich wach im Bett liege, muß ich ständig über den kommenden Tag und die Zukunft nachgrübeln . . ◯

Der Schlaf erquickt mich nicht mehr . . . . . . ◯

Mein Kopf ist leer, ich habe immer nur dieselben Gedanken . . . . ◯

Es gibt eigentlich gar keinen Grund, warum ich so bin ◯

Wie das alles weitergehen soll, weiß ich wirklich nicht ◯

Wenn Sie die überwiegende Zahl der Fragen angekreuzt haben, leiden Sie an einer Depression.

Dauerkopfschmerz Typ E   Hysterischer Kopfschmerz

Der hysterische Kopfschmerz läßt sich nicht in eine Selbstbeurteilungsskala einbringen, da sich die Diagnose hysterische Symptomneurose aus einer komplexen Betrachtung der Biographie ergibt. Das Gefühl, daß der Kopfschmerz wie ein Nagel im Kopf steckt, ist häufig, aber keineswegs die einzige Form (siehe S. 96)

Sollten Sie Ihren Dauerkopfschmerz bei einem der Typen A—D einordnen können oder haben Sie bei den Typen so viele Kreuze machen müssen, daß eine klare Zuordnung deshalb schwerfällt, sollten Sie einen Arzt aufsuchen. Das Schema kann nicht alle Möglichkeiten berücksichtigen, insbesondere nicht die ganz seltenen Kopfschmerzformen.

II f. Der Kopfschmerz tritt nur jeweils für 20 bis 120 Minuten auf . . . . ◯

Wenn angekreuzt: Es handelt sich am ehesten um Cluster-Kopfschmerz (s. S. 83). Prüfen Sie deshalb, ob auch weitere Kriterien zutreffen.

Die Schmerzen sitzen besonders in der Schläfe und strahlen zum Auge oder zur Stirn aus . . . . . . ◯

Die Schmerzen strahlen in den Oberkiefer und die Zähne aus . . . . ◯

Die Schmerzen sitzen nur im Oberkiefer . . . . ◯

Der Schmerz hört ebenso plötzlich wieder auf, wie er gekommen ist . . . . ○

Der Schmerz tritt immer wieder auf der gleichen Kopfseite auf (wechselt nur sehr selten die Seite) . . . . ○

Während des Schmerzes ist das Auge auf der schmerzhaften Gesichtsseite gerötet und tränt . . . . . . ○

Auf der Seite des Schmerzes ist die Nase zugeschwollen und ich muß schnupfen, als ob ich Schnupfen hätte ○

Auf der Seite des Schmerzes sind Stirn, Schläfe und Gesicht gerötet und fühlen sich heiß an . . . . . ○

Ich schwitze dann im Gesicht . . . . ○

Die Schmerzanfälle treten häufig in der Nacht auf und wiederholen sich oft mehrmals in einer Nacht . ○

Es gibt ausgesprochene Schmerzphasen, in denen ich immer wieder Schmerzanfälle habe, dann bin ich aber monatelang oder jahrelang schmerzfrei . . . . . ○

Wenn ich meine Schläfen betaste, fühle ich die Arterien pulsieren . . . . ○

Wenn Sie die überwiegende Zahl der Fragen angekreuzt haben, leiden Sie wahrscheinlich an Cluster-Kopfschmerz.

II g. Der Kopfschmerz hält mehrere Stunden bis höchstens drei Tage an und ist dann vollständig verschwunden, um nach einiger Zeit (Tage bis Wochen) wiederzukehren . . . . ○

Wenn angekreuzt: Es handelt sich am ehesten um Migräne. Prüfen Sie deshalb, ob auch weitere Phänomene der Migränetypen A bis D für Sie zutreffen.

Vorläufer

Am Tage vor einem Kopfschmerzanfall fühle ich mich gewöhnlich besonders wohl und denke, mir kann so leicht nichts zustoßen . . . . ◯

Am Tage vor dem Anfall bin ich besonders wach und habe einen angenehmen Zustrom von Gedanken und Einfällen . . . . ◯

Am Tage vor dem Anfall fühle ich mich leicht und leistungsfähig . . . . ◯

Am Tage vor dem Anfall spreche ich ungewöhnlich viel . . . . ◯

Vor dem Kopfschmerzanfall schlafe ich gewöhnlich besonders tief ein . . . . ◯

Der Kopfschmerzanfall tritt dann gewöhnlich aus tiefem Schlaf am frühen Morgen heraus auf . . . . ◯

Vor dem Kopfschmerzanfall fühle ich mich besonders mißgestimmt . . . . ◯

Vor dem Kopfschmerzanfall fühle ich mich zerschlagen und abgespannt . . . . ◯

Vor dem Kopfschmerzanfall fühle ich mich müde und schwer wie nach langer Arbeit . . . . . . ◯

Vor dem Kopfschmerzanfall fühle ich mich antriebs- und energielos . . . . ◯

Vor dem Kopfschmerzanfall fröstelt es mich, als wenn ich krank würde . . . . ◯

Vor dem Kopfschmerzanfall sehe ich fahl und angegriffen aus, was besonders meinen Angehörigen auffällt ◯

Augensymptome im Beginn des Anfalles:

Im Beginn des Anfalles sind während 10—20 Minuten, manchmal auch stundenlang Sehstörungen vorhanden ◯

Es handelt sich um Figuren, die im Sehfeld wandern . ◯

Es handelt sich um Figuren, die ständig flimmern . . ◯

Es handelt sich um Figuren, die sich immer wieder ausdehnen oder schrumpfen . . . . ◯

Wo diese Figuren sind, kann ich nichts sehen, so daß mir das Lesen schwerfällt . . . . ◯

(wegen der besonders häufig vorkommenden Figuren, siehe S. 37).

Wenn außer den Zeichen des eigentlichen Migräneanfalles die überwiegende Zahl der Fragen hier anzukreuzen war, leiden Sie wahrscheinlich an klassischer Migräne.

Zeichen des eigentlichen Migräneanfalles
(gilt für klassische und gewöhnliche Migräne)

Der Kopfschmerz ist immer nur auf einer Seite . . . ◯

Der Kopfschmerz ist meistens auf einer Seite, die Seite wechselt aber . . . . ◯

Der Kopfschmerz ist gewöhnlich im ganzen Kopf und nicht einseitig . . . . ◯

Der Kopfschmerz wird am stärksten im Auge, über

dem Auge und hinter dem Auge empfunden . . . ○

Ich spüre, wie der Kopfschmerz vom Nacken her heraufzieht . . . . ○

Der Kopfschmerz sitzt hauptsächlich im Scheitel . . ○

Der Kopfschmerz ist so, daß er mich niederwirft . . ○

Wenn ich die Kopfschmerzen habe, habe ich ein sehr starkes Bedürfnis, mich hinzulegen und Ruhe zu halten ○

Während eines Kopfschmerzanfalles bin ich reizbar und ärgere mich sehr leicht . . . . ○

Während des Kopfschmerzes ist mir übel. Der Geruch von Essen steigert die Übelkeit . . . . ○

Gelegentlich kommt es dann zum Erbrechen . . . ○

Mir ist das helle Tageslicht dann unerträglich . . . ○

Deshalb dunkle ich das Zimmer, in dem ich mich aufhalte, ab . . . . ○

Geräusche, wie das Vorbeifahren eines Autos, können in diesem Zustand für mich sehr unangenehm sein . ○

Während des Kopfschmerzes fällt mir das Denken sehr schwer . . . . ○

Die Einfälle strömen mir dann nicht mehr so zu . . ○

Besonders Namen wollen mir während des Kopfschmerzes nicht einfallen . . . . ○

Ich kann mich dann nicht auf meine Arbeit konzentrieren, weil die Gedanken schwer zusammenzuhalten sind . . . . ○

Ich fühle mich während des Anfalles trostlos und verlassen . . . . ○

Meine Stimmung sinkt ab auf den Nullpunkt . . . ○

Während des Kopfschmerzanfalles kann ich die Arterie an der Schläfe tasten und fühlen, wie sie pulsiert . . . . ○

Während des Kopfschmerzanfalles schlägt mein Herz stark und jagt . . . . ○

Nach dem Kopfschmerzanfall:

Mein Kopfschmerzanfall endet damit, daß das Herz sich beruhigt und der Körper sich entspannt . . . . ○

Nach dem Ende des Anfalles muß ich viel Wasser lassen . . . . ○

Am Tage nach dem Anfall fühle ich mich besonders wohl und möchte alles nachholen, was ich inzwischen versäumte . . . . ○

Wenn Sie durch Ankreuzen festgestellt haben, daß sie diesem Typ zugehören, prüfen Sie auch Art und Schwere des Anfalles (S. 131 ff.), das familiäre Vorkommen (s. S. 135) und ob Sie dem Typus migränicus (s. S. 136 ff.) angehören und phobische Ängste (s. S. 141 f.) bestehen.

Migränetyp B Gewöhnliche Migräne

Bei mir tritt das meiste wie unter A bei der klassischen Migräne angeführt auf, der Anfall kommt aber unvermittelt und ohne Vorboten . . . . ○

Bei mir treten die meisten Dinge wie unter A auf, jedoch ist der Kopfschmerz gewöhnlich nicht einseitig, sondern beidseitig . . . . ◯

Bei mir tritt der Kopfschmerzanfall wie unter A auf, ich kenne jedoch keine Augenerscheinungen . . . ◯

Wenn Sie eine der Fragen angekreuzt haben, leiden Sie wahrscheinlich an gewöhnlicher Migräne. Es handelt sich um den häufigsten Typ von Migräne. Prüfen Sie daher ebenfalls, ob die unter A zuletzt genannten Erscheinungen (IV Art und V Schwere, VI familiäres Vorkommen, VIII Typus migränicus, IX phobische Ängste) bei Ihnen zutreffen.

Migränetyp C Ophthalmoplegische Migräne

Bei mir tritt alles auf wie unter A, jedoch sind gleichzeitig gelegentlich (oder immer) Augenmuskellähmungen da, so daß ich doppelt sehe . . . . ○

Dies war bei mir schon während der ersten Kopfschmerzanfälle im Kindesalter der Fall . . . . . ○

Wenn Sie eine der Fragen angekreuzt haben, sollten Sie sich unbedingt einer eingehenden neurologischen Untersuchung unterziehen.

Migränetyp D
Hemiplegische Migräne (Migraine accompagnée)

Bei mir trifft das meiste zu wie unter A, ich habe während des Anfalles jedoch Sprachstörungen . . . ○

Bei mir trifft alles zu wie unter A, ich habe während des Anfalles jedoch auch Lähmungen (die gewöhnlich erst nach einigen Tagen verschwinden) . . . . ○

Bei mir trifft alles zu wie unter A, ich habe jedoch Mißempfindungen und Kribbeln im Bereich eines Armes (oder einer ganzen Körperhälfte) . . . . ○

Wenn Sie eine der Fragen angekreuzt haben, sollten Sie sich unbedingt einer eingehenden neurologischen Untersuchung zur Klärung der Ursachen unterziehen.

III *Lokalisierung der Kopfschmerzen*

Ich habe die Schmerzen tief im Kopf . . . . . . ○

Ich habe die Schmerzen im ganzen Kopf . . . . . ○

Ich habe die Schmerzen oberflächlich im ganzen Kopf . . . . ◯

Ich habe die Schmerzen oberflächlich an einer Stelle . ◯
(ins Schema eintragen)

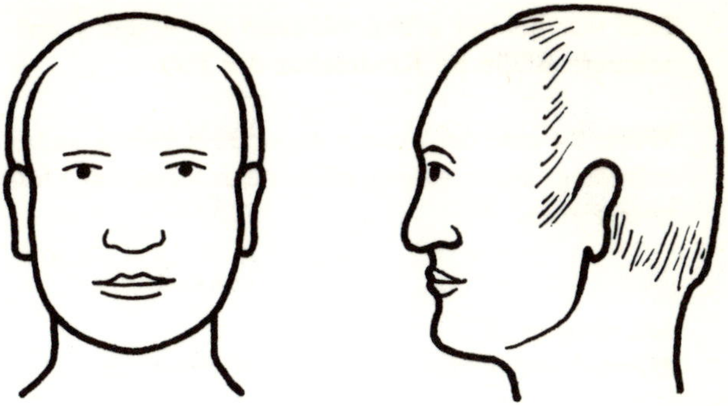

Die Schmerzen sind in den Augen . . . . . . ◯

Die Schmerzen sind in der Stirn . . . . ◯

Die Schmerzen sind an der Schläfe . . . . . . ◯

Die Schmerzen sind im Hinterkopf . . . . . . ◯

Die Schmerzen sind oben auf dem Kopf . . . . . ◯

Die Schmerzen sind am Nacken . . . . ◯

Die Schmerzen strahlen vom Nacken in den Kopf aus . . . . ◯

Die Schmerzen strahlen von der Stirn zum Nacken . . ◯

Die Schmerzen strahlen in die Augen aus . . . . ◯

Die Schmerzen strahlen von der Schulter in den Kopf hinauf . . . . ◯

Die Schmerzen strahlen nicht aus . . . . ○

Andere Lokalisierungen . . . . ○

IV *Art der Schmerzen*

Die Schmerzen sind

ziehend . . . . ○

brennend . . . . ○

glühend . . . . ○

stechend . . . . ○

hämmernd . . . . ○

zermürbend . . . ○

kribbelnd . . . . ○

juckend . . . . ○

schrecklich . . . ○

blitzartig . . . . ○

erschöpfend . . . ○

dumpfer Druck . . ○

wundfleischartig . . ○

stumpf . . . . . ○

spannend . . . . ○

beengend . . . . ○

reißend . . . . . ○

kolikartig . . . . ○

krampfartig . . . ○

zusammenpressend . ○

pulsierend
wie der Puls . . . ○

wie ein Band . . . ○

wie ein Reif . . . ○

wie etwas Enges
um den Kopf . . . ○

elektrisierend . . . ○

vernichtend . . . ○

grausam . . . . ○

widerlich . . . . ○

bohrend . . . . . ○

schneidend . . . . ◯

klopfend . . . . ◯

drückend . . . . ◯

andere . . . . . ◯

V *Schwere der Schmerzen*

Meine Kopfschmerzen sind ihrem Grade nach (bitte das passende Wort einkreisen):

leicht

erträglich

störend

furchtbar

unerträglich

andere (nachstehend bitte Merkmale eintragen)

VI *Kopfschmerzen in der Familie*

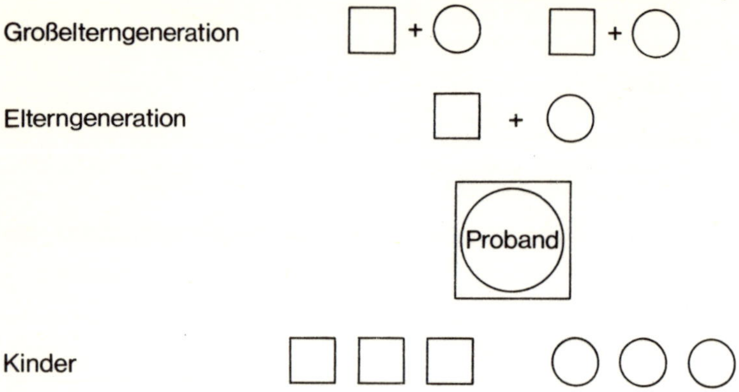

Zeichnen Sie in dieses Schema Familienangehörige mit Kopfschmerzen (allgemein) mit einem roten X ein, Migränekranke mit ⊗. ○ Kreis bedeutet weibliches Geschlecht, □ männliches Geschlecht. Wenn möglich, sollten Sie das Schema auch hinsichtlich der Geschwister der Eltern, der Großeltern und Ihrer eigenen Geschwister ergänzen.

VII *Kopfschmerzmittel*

Ich nehme immer, wenn ich Kopfschmerzen habe, Kopfschmerzmittel (Tabletten, Dragees, Zäpfchen, Spritzen, Tropfen) (Ja) (Nein)

Wenn ja: Ich nehme durchschnittlich täglich .... Tabletten, Dragees, Zäpfchen, Spritzen, Tropfen.
Liste der von mir in den letzten drei Monaten eingenommenen Medikamente:

VIII *Typus migränicus*

Im Folgenden finden Sie auf der linken und auf der rechten Seite jeweils Persönlichkeitseigenschaften aufgeführt und dazwischen eine Zahlenskala 1, 2, 3, 2, 1. Dabei bedeutet

1: Trifft für mich vollkommen zu
2: Trifft für mich ein wenig zu
3: Ich weiß nicht

Kreisen Sie bitte die Zahl ein, welche Sie für am meisten zutreffend halten. Bitte kreisen Sie in jeder Zahlenreihe nur eine einzige Zahl ein, für die Sie sich entscheiden, auch wenn Ihnen die Aussage nicht ganz zutreffend vorkommt. Bitte kreisen Sie die Zahl 3 nur dann ein, wenn Sie sich überhaupt nicht entscheiden können!

Ich halte mich für sehr ordentlich	1	2	3	2	1	Ich glaube, ich besitze kaum Ordnungsliebe
Andere Menschen halten mich für zu ordentlich	1	2	3	2	1	Andere Menschen mahnen mich immer wieder zur Ordnung
Meine Wohnung ist stets aufgeräumt	1	2	3	2	1	In meiner Wohnung lege ich auf Ordnung wenig Wert

Mein Arbeitsplatz ist stets gut aufgeräumt	1 2 3 2 1	An meinem Arbeitsplatz ist mir Ordnung ziemlich gleichgültig
Ich weiß, daß ich viel Zeit und Kraft für die Herstellung von Ordnung verliere	1 2 3 2 1	Herstellung von Ordnung kostet mich keine Zeit und geht völlig nebenbei
Meine Kleidung ist stets korrekt	1 2 3 2 1	Ich liebe es sehr, salopp angezogen zu sein
Man sagt, daß ich in der Kleidung den konservativen Stil bevorzuge	1 2 3 2 1	Man sagt, daß ich sehr modische Kleidung bevorzuge
Ich habe es nicht gern, wenn man mein Äußeres tadelt	1 2 3 2 1	Tadel an meiner äußeren Erscheinung stört mich nicht
Man hat mir immer viel Verantwortung aufgeladen	1 2 3 2 1	Ich habe nie viel Verantwortung übernehmen müssen
Ich kann nicht nein sagen, wenn mein Chef mir neue Aufgaben überträgt	1 2 3 2 1	Neuen Aufgaben gehe ich stets aus dem Wege
Ich liebe es, unentwegt tätig zu sein	1 2 3 2 1	Ich bin ein Mensch, der viel Sinn für Muße und Entspannung hat
Ich lasse mich bei der Arbeit ungern unterbrechen	1 2 3 2 1	Unterbrechungen bei der Arbeit sind mir stets willkommen
Ich bin sparsam im täglichen Leben	1 2 3 2 1	In kleinen Dingen kann ich stets großzügig sein

Ich bin nicht gerne unnötig großzügig	1	2	3	2	1	Ich kann bei entsprechender Gelegenheit äußerst großzügig sein
Ich halte mich stets an die Grenzen meiner finanziellen Möglichkeiten	1	2	3	2	1	Ich muß oft Schulden machen
Ich gelte im allgemeinen als sehr vorsichtig	1	2	3	2	1	Ich gelte im allgemeinen als sehr waghalsig
Mit Menschen, die leichtfertig und oberflächlich sind, komme ich schwer aus	1	2	3	2	1	Mit Menschen, die leichtfertig und oberflächlich sind, komme ich besser aus als mit anderen
Ich finde, daß leichtfertige und oberflächliche Menschen am Wesentlichen des Lebens vorbeigehen	1	2	3	2	1	Ich finde, daß leichtfertige und oberflächliche Menschen es im Grunde genommen richtig machen
Kritik an meinem Verhalten ist mir äußerst unangenehm	1	2	3	2	1	Kritik an meinem Verhalten läßt mich völlig kalt
Kritik an meiner Arbeit ist mir äußerst unangenehm	1	2	3	2	1	Ich tue meine Arbeit, und wenn mich einer kritisiert, ist es mir egal
Ich gelte als sehr höflich	1	2	3	2	1	Höflichkeit ist in meinen Augen Heuchelei
Unter meinen guten Freunden fühle ich mich wohl	1	2	3	2	1	Unter vielen Menschen fühle ich mich besonders wohl

Andere Menschen fürchten manchmal meine scharfe Zunge	1 2 3 2 1	Ich bringe es nicht fertig, über andere etwas Nachteiliges zu sagen
Ich bin für eine feste Ordnung im Staat	1 2 3 2 1	Ich finde den Staat viel zu geordnet und meine, daß die Anarchisten in manchem Recht haben
Ich glaube, daß ich ein ziemlich unsicherer Mensch bin	1 2 3 2 1	Das Gefühl von Unsicherheit ist mir völlig fremd
Nach außen hin wirke ich stets ruhig und gelassen, man merkt nicht, wie es in mir aussieht	1 2 3 2 1	Ich bin ein nervöser und unruhiger Typ, aber es stört mich nicht
Meine Arbeit suche ich stets so gut wie möglich zu machen	1 2 3 2 1	Wenn ich bei der Arbeit nicht beaufsichtigt werde, pfusche ich auch gern einmal
Es ist wohl richtig, daß ich oft mehr zu leisten versuche, als ich eigentlich kann	1 2 3 2 1	Wenn ich etwas geleistet habe, bin ich mit mir voll und ganz zufrieden
Ich bin ein total verspannter Mensch	1 2 3 2 1	Ich bin innerlich eigentlich immer gelöst und entspannt
Es stimmt schon, wenn andere sagen, daß ich rastlos tätig bin	1 2 3 2 1	Arbeit ist für mich nur ein unbedeutender Teil des Lebens

Wenn Sie die überwiegende Zahl der Fragen auf der linken Seite von der Mitte angekreuzt haben, gehören Sie dem Typus migränicus an.
Tragen Sie hier andere Wesenseigenschaften ein, die Sie für bedeutungsvoll erkennen:

IX *Angst*

Ich leide oft unter unbestimmter Angst	1	2	3	2	1	Ich kenne Angst, aber sie plagt mich im Leben kaum einmal
Ich habe nie Angst	1	2	3	2	1	Ich habe gelegentlich Angst
Ich habe oft Angst um unsere Zukunft	1	2	3	2	1	Um die Zukunft mache ich mir selten Sorgen
Ich habe stets Sorge um die finanzielle Entwicklung	1	2	3	2	1	Ich habe das Gefühl, daß wir immer irgendwie durchkommen werden
Wenn ich auf etwas Wichtiges warten muß, spüre ich unerträgliche Spannung	1	2	3	2	1	Ich kann gut warten und lenke mich dann eben ab
Wenn mein Mann abends zu spät nach Hause kommt, kann ich verrückt werden vor Angst	1	2	3	2	1	Wenn mein Mann abends zu spät nach Hause kommt, beschäftige ich mich anderweitig

Wenn ich im Vorzimmer meines Chefs warten muß, möchte ich am liebsten weglaufen	1 2 3 2 1	Warten im Vorzimmer meines Chefs ist mir nicht angenehm, aber keineswegs unerträglich
Vor Prüfungen habe ich eine panische Angst	1 2 3 2 1	Prüfungen haben mich eigentlich nie sonderlich aufgeregt

Andere Ängste:

Prüfung auf das Vorhandensein phobischer Ängste

Angst tritt bei folgenden Situationen und vor folgenden Dingen auf:

Vor allem Neuen . . . ○
Vor Bakterien . . . . ○
Vor Wespen . . . . . ○
Davor, allein zu sein . ○
Lebend begraben zu werden . . . . . . ○
Eingeschlossen zu sein . ○
Vor Blut . . . . . . ○
Vor dem Rotwerden . . ○
Auf Brücken . . . . . ○
Vor Katzen . . . . . ○
Vor dem Kinderkriegen . ○

Vor großen Menschenansammlungen . . . . ○
In Kaufhäusern . . . . ○
Vor Straßen mit vielen Menschen . . . . . . ○
Vor Räumen, aus denen ich nicht heraus kann . ○
Vor geschlossenen Räumen . . . . . . ○
Im Kino . . . . . . ○
Im Theater . . . . . ○
Vor allem Schmutzigen . ○
Vor Feuer . . . . . ○

Vor Fisch . . . . . . ◯	Vor Eisenbahnen . . . ◯
Vor Milch . . . . . ◯	Vor Regen . . . . . ◯
Vor Fröschen . . . . ◯	Lächerlich gemacht zu werden . . . . . . ◯
Vor langhaarigen Raupen ◯	Vor Geschlechtsverkehr . ◯
Vor Glas . . . . . . ◯	Vor Spinnen . . . . . ◯
Vor Geisteskrankheit . . ◯	Vor Geschlechtskrankheit ◯
Vor Männern . . . . ◯	Vor . . . . ◯
Vor Mäusen . . . . . ◯	. . . . ◯
Vor Nadeln . . . . . ◯	. . . . ◯
Vor Dunkelheit . . . . ◯	. . . . ◯
Vor großen Plätzen . . ◯	. . . . ◯
Vor Gift . . . . . . ◯	

Aus dieser langen Liste werden im Einzelfall wahrscheinlich nur wenige Punkte zutreffen; sie sind aber besonders wichtig für die dagegen mögliche Behandlung (s. S. 178 ff.).

X *Zusammenfassung*

Blättern Sie nun noch einmal zurück und tragen Sie zur besseren Übersicht hier in Stichworten ein, welche Diagnosen und Gesichtspunkte für Ihren Kopfschmerz wahrscheinlich richtig und bedeutungsvoll sind:

VI. Therapeutische Verfahren

Möglichkeiten der Heilung

Schon bei den Hinweisen zu den einzelnen Kopfschmerzformen, zu den Symptomen und so weiter ist deutlich geworden, daß man in der Kopfschmerzbehandlung sehr unterschiedliche Verfahren anwenden kann — solche, die sich auf den Körper richten, und solche, die sich auf die Seele richten oder beides zugleich. Zu manchen, aber keineswegs zu allen, benötigt man den Arzt, vieles kann man und muß man selbst tun. Sie sollten deshalb die Behandlungsmöglichkeiten sowohl von den Symptomen als auch von den therapeutischen Verfahren her durchgehen und am Ende einen für Sie persönlich gültigen Behandlungsplan aufstellen.

Bei der Aufstellung des Behandlungsplanes muß man davon ausgehen, daß die meisten Kopfschmerzformen nicht nur *eine* Ursache haben, sondern daß ihnen ein Ursachenbündel zugrunde liegt mit unterschiedlicher Gewichtigkeit für jeden Faktor. Dabei kann die kopfschmerzauslösende bzw. -verstärkende Bedeutung der einzelnen Faktoren im Laufe der Zeit wechseln. Wir haben gehört, daß neben körperlichen und psychischen *Ursachen*faktoren auch die Auslöser zu berücksichtigen sind (siehe Seite 68). Durch die Behandlung müßten dann möglichst alle Ursachen und Auslösefaktoren erfaßt werden. Eine solche »gezielte Polytherapie« würde den Idealfall einer umfassenden Behandlung darstellen.

Uns hat die klinische Erfahrung gelehrt, daß es in — nicht einmal so seltenen — Ausnahmefällen bereits genügt, einen von mehreren Ursachenfaktoren erfolgreich zu behandeln, um den Kopfschmerz gänzlich zu beseitigen. Gerade bei der Behandlung chronischer Krankheiten ist man vor Überraschungen nicht sicher; deshalb sollen auch weniger auffällige und fernerliegende Faktoren bei der Therapie berücksichtigt werden.

Man kann zur Deutung derartiger Behandlungserfolge einen einfachen bildhaften Vergleich heranziehen: Um Kopfschmerz — wie Schmerzen allgemein — zu erzeugen, muß die Reizsumme eine gewisse Schwelle überschreiten. Wenn an einer Krankheit mehrere Ursachenfaktoren beteiligt sind, genügt unter Umständen schon die Ausschaltung der kleinsten Ursache, um das Niveau der

Reizsumme unter die Reizschwelle zu senken; die Folge ist dann Schmerzfreiheit. Dieses Bild läßt sich wissenschaftlich weder beweisen noch widerlegen, es hilft aber, den therapeutischen Kurs zu halten. Ebenso darf der Erfolg der einen oder anderen Maßnahme in Einzelfällen nicht dazu verführen, darauf unter ungerechtfertigter Verallgemeinerung eine umfassende Theorie über die Entstehung und Behandlung der Migräne aufzubauen.

Wir haben in diesem Buch oft betont, daß es kein bestimmtes Medikament oder Behandlungsverfahren gibt, das bei jeder Kopfschmerzform und bei jedem Kopfschmerzpatienten allen anderen Mitteln überlegen ist und mühelos einen langjährigen Kopfschmerz zum Verschwinden bringt. Die Kopfschmerzbehandlung verlangt vom Arzt, viel mehr aber noch vom Kopfschmerzkranken, selbst Ausdauer und Geduld, Überlegung und Konsequenz. Trotzdem besteht kein Grund zu einer Resignation. Nach unseren Erfahrungen ist die Behandlung auch eines schon seit vielen Jahren bestehenden chronischen Kopfschmerzes grundsätzlich aussichtsreich; sie führt bei konsequenter Anwendung tatsächlich in 80 bis 90 Prozent der Fälle zum Dauererfolg.

Die von uns geübte »gezielte Polytherapie« stützt sich je nach Sachlage auf medikamentöse, physikalische, psychotherapeutische und sonstige Maßnahmen. Dabei lassen wir uns vom Prinzip leiten: »Nur kein Schema«. Allerdings ergeben sich aufgrund der klinischen Erfahrung besonders häufig anzuwendende Behandlungskombinationen. Da beim chronischen Kopfschmerz häufig psychosomatische Ursachen im Vordergrund stehen, müssen dementsprechend psychotherapeutische Methoden einen bevorzugten Platz im Therapieplan einnehmen.

Man braucht auch rein körperliche Krankheiten nicht nur mit körperlichen Mitteln zu behandeln, sondern kann auch dabei psychotherapeutische Methoden sinnvoll und erfolgreich anwenden. Ebenso lassen sich rein psychisch bedingte Leiden auch mit medikamentösen oder physikalischen Mitteln behandeln. Die Therapie richtet sich nicht nur nach dem »Verursacherprinzip«.

Gesundheitsfördernde Lebensführung

Es gehört zu den Besonderheiten unserer Zeit, daß die Grundsätze einer gesunden Lebensführung nicht nur von Gesunden, sondern auch von Menschen, die mit chronischen Beschwerden behaftet sind, viel zu wenig beachtet werden. Die alten Ärzte haben davon viel verstanden und viel gehalten. Als Christoph Wilhelm Hufeland (1762—1836) im Jahre 1796 ein populärwissenschaftliches Buch über gesunde Lebensführung mit dem Titel *Makrobiotik, oder die Kunst, das menschliche Leben zu verlängern* veröffentlicht hatte, wurde es alsbald in alle Kultursprachen übersetzt, erschien bis Ende des vorigen Jahrhunderts in unzähligen Auflagen, und der König von Preußen machte Hufeland zum Leibarzt der königlichen Familie. Bald danach begann die Medizin sich zunehmend als angewandte Naturwissenschaft zu verstehen. Lebensregeln standen nicht mehr hoch im Kurs. Aber nicht nur viele Ärzte gehen von einem naturwissenschaftlichen Verständnis ihres Wirkens aus, auch viele Patienten sind empört, wenn der Arzt ihnen statt der Anwendung von Apparaten, Operationen und Medikamenten »nur« Ratschläge für eine gesunde Lebensführung erteilt. Niemand kann heute auf die Anwendung der technischen Errungenschaften der Medizin verzichten, aber Grundlage nicht nur der Erhaltung der Gesundheit, sondern auch der Behandlung chronischer und chronisch wiederkehrender Leiden muß eine bedachte Lebensführung sein.

Damit ist nicht die korrekte, sich hauptsächlich in den Bereichen der sittlichen Norm bewegende Lebensweise des Typus migränicus gemeint. Freude, Heiterkeit, Ausgelassenheit haben einen ebenso wichtigen Platz im Leben. Das Leben vollzieht sich im ständigen Wechsel von Spannung und Entspannung. Der Typus migränicus muß seinem Leben auf alle nur erdenkliche Weise die Seite der Entspannung hinzufügen. Das gilt, wenn auch nicht im gleichen Maße, für alle Kopfschmerzkranken. Sie sollten vom Arzt und damit auch von sich selbst nicht eine weitere Steigerung ihrer Leistungsfähigkeit verlangen, sondern sich auf einen täglichen Wechsel zwischen Leistung und Nichtleistung einstellen. Es kommt darauf an, ein richtiges Maß an Entspannung und Ruhe, Bewegung und Arbeit, Erholung und innerer Sammlung wiederzugewinnen und oft überhaupt erst zu gewinnen. Wir reden nicht Müßiggang und Faulheit das Wort, ein tätiges Leben verleiht vielmehr den meisten Menschen die größte Befriedigung, aber wer dauernd auf Leistung geschaltet ist, wird schließlich selbst dazu unfähig — ganz zu schweigen vom Verlust von Lebensfreude.

Für alle Migräniker, aber auch für die meisten anderen Kopfschmerzkranken gilt daher als Grundregel, daß sie sich aus inneren und äußeren Gründen zu leicht in einen Zustand der Spannung hineintreiben lassen, der sie manchmal ganz beherrscht und daß sie daher *alle Möglichkeiten der Entspannung wahrnehmen* müssen. Eine positive Einstellung zur Entspannung ist hier natürlich der erste Schritt. Man kann dann ein kleines Arsenal von psychischen und körperlichen Methoden der Entspannung erlernen. Die weiter unten angegebenen Methoden geben dazu eine Anleitung.

Nun, das sind schöne Worte, mag sich mancher beim Lesen dieser Zeilen denken, aber schwer im Alltag zu verwirklichen. Diese Schwierigkeiten hat schon Pfarrer Kneipp, der große Naturheilkundige, erkannt und geklagt, daß alle Menschen gesund sein möchten, aber keiner etwas dafür tun will. Heute wird so viel vom »mündigen Patienten« gesprochen, der vom behandelnden Arzt nicht länger in Abhängigkeit gehalten werden dürfe, sondern dessen echter Partner sein solle. Hier bei der Ordnung seiner Lebensweise kann jeder Kranke beweisen, wie mündig oder unmündig er ist. Hier kann, hier muß er seinen Beitrag leisten.

Zu einer naturgemäßen Lebensführung gehört es zu allererst, den natürlichen Rhythmus von Tag und Nacht zu beachten. Wer immer wieder die Nacht zum Tage macht und den verlorenen Schlaf nicht nachholt, dessen Gesundheit muß Schaden erleiden. Auch hierbei braucht man nicht zu ängstlich zu sein: »Einmal ist keinmal« (aber zweimal kann schon einmal zu viel sein!). Was die Zeiten und Länge des Nachtschlafes betrifft, sollte jeder seinem eigenen Rhythmus folgen: Es gibt Frühaufsteher und Morgenmuffel, Nachtarbeiter und Abendschläfer, Kurz- und Langschläfer. Jeder darf hier seinem eigenen Rhythmus folgen. Man soll sich deshalb zuerst darum bemühen, den eigenen Rhythmus zu erkennen, um ihn dann auch wirklich zu befolgen. Der Langschläfer, der sich immer wieder bemüht, sich zum Kurzschläfer »umzuerziehen«, wird das gesunde Wohlbefinden nicht erreichen, denn das Schlafbedürfnis ist bei jedem Menschen erstaunlich konstant und weist ja auch unter den Menschen nur geringe Unterschiede auf.

Hier sei noch einmal daran erinnert, daß die allgemeine leibseelische Spannung eine der wichtigsten Grundlagen der Migränekrankheit darstellt, daß aber dennoch die rasche Zunahme oder

Abnahme der Spannung einen Einzelanfall *auslösen* kann. Damit läßt sich auch die Sonntags- und Ferienmigräne erklären. Aus solchen Selbstbeobachtungen, daß einer raschen Entspannung ein Migräneanfall folgt, zieht der Migräniker den falschen Schluß, Entspannung sei für ihn überhaupt nicht gut. Es kommt aber nicht darauf an, sich gelegentlich einmal zu entspannen, sondern dies dauernd, täglich und mehrmals täglich zu tun.

Kopfschmerzkranke, die sich übermäßig schonen und über mangelnden Nachtschlaf klagen, werden gereizt und nervös. Wenn sie dann zu Schlaf-, Beruhigungs- und Kopfschmerzmitteln greifen, befinden sie sich »auf dem Holzweg« statt auf dem Wege zur Heilung, auch wenn sie auf diese Weise für eine Zeitlang ein trügerisches Wohlbefinden erreichen. Auf die Dauer nehmen Schlafstörungen und Kopfschmerzen zu. Wer ständig Schlaf-, Beruhigungs- und Kopfschmerzmittel nimmt, wird auf die Dauer noch nervöser und gereizter, er wird empfindlich gegen Kritik, mißmutig und unleidlich. Viele glauben schon selbst, sie hätten ihr Wesen verändert.

Aber nicht nur Zeitpunkt und Dauer des Schlafes können falsch sein, sondern auch seine Begleitumstände. Daß eine schwere Abendmahlzeit, zu viel Trinken, Licht und Lärm den Schlaf stören können, ist eine Binsenweisheit. Es kommt aber auch darauf an, wie man sich bettet. Da bei chronischen Kopfschmerzen sehr oft eine Verspannung der Nackenmuskulatur zu finden ist, soll ein Kopfkissen gewählt werden, das gerade das Viereck beziehungsweise Dreieck zwischen Kopf und Schulter ausfüllt. Die oft empfohlenen Nackenrollen bleiben im Laufe der Nacht gewöhnlich nicht an ihrem Platz.

Neben dem Schlaf ist die Ernährung der wichtigste Energielieferant des lebenden Organismus. Mangel-, Über- und Fehlernährung können viele Krankheiten erzeugen oder verschlimmern. Es wird ab und zu behauptet, daß es auch eine diätetische Migräne gäbe. Der Nachweis, daß die Migräne durch eine bestimmte Art von Kost, Ansammlung von Wasser und Kochsalz im Gewebe (Ödeme) oder Stoffwechselvorgänge verursacht werden kann, konnte aber nie erbracht werden. So haben auch spezielle Diätempfehlungen (fett-, salz- und flüssigkeitsarme Kost) zu keinen Erfolgen bei Migräne geführt. Kopfschmerzkranke brauchen daher keine bestimmte Diät einzuhalten. Es ist ausreichend, wenn sie sich gesund ernähren. Ob die Stuhlverstopfung über eine sogenannte »Selbstvergiftung vom Darm aus« Kopfschmerzen, insbesondere einen Migräneanfall erzeugen kann, ist ebenfalls zweifelhaft. Da aber sehr viele Kopfschmerzkranke auch über Stuhlverstopfung klagen, ist es sehr wahrscheinlich, daß die allgemeine Tendenz zur Verspannung sich auch auf den Darm erstreckt. Man findet deshalb oft eine »spastische« Stuhlverstopfung. Der ständige Gebrauch von Abführmitteln verschlimmert aber auch hier die Situation. Es ist nämlich wenig bekannt, daß es auch einen Abführmittelmißbrauch und sogar eine Abführmittelsucht gibt. Dies führt zu schwerwiegenden Folgen im Blutchemismus. Wenn überhaupt Abführmittel, soll der Kopfschmerzkranke nur die »Darmfüller« nehmen, die das Volumen des Darminhaltes vergrößern, ohne eine chemische Wirkung im Körper zu entfalten.

Die Rolle des Alkohols bei Kopfschmerzen erscheint auf den ersten Blick eindeutig. Jeder weiß, daß einer durchzechten Nacht am nächsten Morgen oft Kopfschmerz folgt. Migränekranke haben die Erfahrung gemacht, daß einem einzigen Gläschen eines alkoholischen Getränkes ein Migräneanfall folgen kann, und meiden deshalb gewöhnlich Alkohol. In beiden Fällen ist aber nicht eigentlich der Alkohol schuld an den Kopfschmerzen. Beim Migräniker geht das schon daraus hervor, daß oft nur ein bestimmtes Getränk, Wein zum Beispiel, zum Anfall führt, alle anderen nicht, oder daß dem Alkoholgenuß manchmal ein Anfall folgt, ein anderes Mal nicht. Alkohol ist aber seiner psychopharmakologischen Wirkung nach ein guter Tranquilizer, und wahrscheinlich führt die durch ihn bewirkte rasche Entspannung — nachdem vorher in Vorbereitung auf das gesellschaftliche Ereignis ein Zustand besonderer Spannung entstanden war — zum Kopfschmerz. Deshalb hat der Alkoholgenuß zu einem anderen Zeitpunkt auch nicht dieselbe Folge. Wenn immer nur das eine Getränk zu Kopfschmerzen führt, handelt es sich wahrscheinlich um einen erlernten bedingten Reflex. Man hat einmal — zufällig — die Erfahrung gemacht, daß dies Getränk Kopfschmerzen zur Folge hat, erwartet dies beim nächsten Mal schon, was dann auch den Kopfschmerz herbeiführt — und schon hat sich eine neue Gewohnheit und eine neue Theorie gebildet. Es gibt also keinen vernünftigen Grund, warum Kopfschmerzkranke Alkohol mehr meiden sollten als andere Menschen auch. Es liegt uns keineswegs daran, die allgemeinen Folgen unkontrollierten Alkoholgenusses zu verniedlichen. Dafür haben wir als Ärzte zu viel mit den negativen Alkoholfolgen zu tun. Aber wir meinen, daß man dem Kopfschmerzkranken nicht mehr Einschränkungen auferlegen soll als unbedingt nötig.

Der Sündenbock »Rauchen« ist bisher in bezug auf Verursachung oder Auslösung einer Migräne gut weggekommen; es scheint kein Einfluß oder Zusammenhang zu bestehen.

Ebenso eng wie kompliziert ist der Zusammenhang zwischen Coffein beziehungsweise Kaffee und Kopfschmerz, insbesondere Migräne. Die günstige Wirkung von Kaffee auf Kopfschmerzen ist seit Jahrhunderten bekannt. Heute gibt es über 400 coffeinhaltige Schmerzmittel im Handel. Starker Kaffee, bei Auftreten der allerersten Vorboten eines Migräneanfalles genossen, kann diesen unterdrücken. Ebenso kann abrupter Coffeinentzug bei starken Kaffeetrinkern zu schweren Kopfschmerzen führen. Andererseits gibt es auch Migränekranke, die ihren Anfall nach Genuß von starkem Kaffee — besonders auf nüchternen Magen — bekommen. Diese scheinbar unberechenbare Wirkung von Coffein bei Migräne ist auch bei anderen Auslösefaktoren (Antibabypille, Schwangerschaft und so weiter) beobachtet worden. Der Migränekranke kann aber, wie wir gesehen haben, je nach seiner momentanen Disposition auf den gleichen äußeren Reiz einmal positiv, ein anderes Mal negativ reagieren, das heißt, es kann ein Anfall sowohl aufgehoben als auch ausgelöst werden.

Coffein hat in therapeutischen Dosen eine vierfache Wirkung auf die Blutgefäße:

— Erweiterung der Gefäße in der Körperperipherie (Herz, Nieren, Haut usw.);

— Steigerung von Antrieb und Wachheit, Verbesserung der Aufmerksamkeit. Beschleunigung des Gedankenablaufs;

— Stimulierung der Nervenzentren im Zentralnervensystem mit verengendem Effekt an den Hirngefäßen.

— Außerdem soll Coffein die Wirkung schmerzstillender Mittel allgemein verstärken.

Ernsthafte Bedenken gegen fortgesetzten Kaffeegenuß brauchen nicht erhoben zu werden. Zwar sollen sich nervöse Menschen durch Coffein nicht noch nervöser machen, Schlaflose nicht noch schlafloser, und auch Magenkranke sollen ihren Magen nicht noch zusätzlich mit Kaffee reizen. Aber es gibt praktisch keine Dauerfolgen des Coffeins. Es gehört damit zu den wenigen »Giften«, die man das ganze Leben über genießen kann, ohne dafür durch Gesundheitsschäden »bestraft« zu werden. Selbst die Coffeinsucht ist so extrem selten, daß man davor normalerweise keine Angst zu haben braucht.

Was sonst noch zur gesundheitsfördernden Lebensführung gehört, wird in den Abschnitten über physikalische Therapie und Psychotherapie behandelt.

Medikamentöse Behandlung

Es ist schon mehrfach betont worden, daß der chronische Kopfschmerz, ganz gleich welcher Herkunft, ein Problem ist, das sich mit Hilfe von Kopfschmerzmitteln lösen läßt. Es klingt ganz paradox: Wer nur hin und wieder einmal Kopfschmerzen hat, kann sich ohne alle Bedenken beliebiger Kopfschmerzmittel bedienen. Fast alle im Handel befindlichen Mittel und Kombinationspräparate sind dabei brauchbar, insbesondere die phenazetinhaltigen Medikamente. Wer aber dauernd unter Kopfschmerzen leidet, muß weitgehend auf die üblichen Kopfschmerzmittel verzichten, weil Abhängigkeit und Körperschädigung auf die Dauer die fast unvermeidliche Folge sind. Es ist wie beim Alkoholiker. Während fast jeder Mensch unserer Kultur Alkohol in mäßigen Mengen über das ganze Leben hin genießen kann, ohne dafür mit einer Krankheit büßen zu müssen, ist dem Alkoholiker jeglicher Alkohol verboten, weil ihm schon ein einziges Glas zum Verhängnis wird. Wenn man diese Einschränkungen für richtig erkennt, kann man auch von Kopfschmerzmitteln einen vernünftigen Gebrauch machen. Besonderheiten und Gefahren gehen aus der folgenden Liste hervor:

Coffein. Kaffee. Oft ein ausreichendes unschädliches Mittel gegen Kopfschmerz (siehe Seite 150)

Acetylsalicylsäure. Dieses einfache, schon 1899 eingeführte Medikament trat einst von Deutschland aus unter dem Namen Aspirin seinen Siegeszug um die Welt an und ist heute in der ärztlichen Praxis zu Unrecht vielfach vergessen. Als eines der wenigen frei verkäuflichen Mittel wird es aber unter vielen Handelsnamen immer noch in großem Umfang benutzt (Handelsnamen: Aspirin, Acetyl) und es ist auch in zahllosen Mischpräparaten enthalten. Die Wirkung bezieht sich nicht nur allgemein auf den Kopfschmerz, sondern insbesondere auch auf den Muskelschmerz, der als Spannungsschmerz eine so häufige direkte oder indirekte Ursache von Kopfschmerz darstellt. Die üblichen Dosen gehen von 500 mg (meist in einer Tablette enthalten) bis 10 g. Für denjenigen, der Acetylsalicylsäure verträgt, ist es wohl immer noch das beste und vor allem im Langzeitgebrauch am wenigsten bedenkliche Mittel.

Die Nachteile liegen auf einem anderen Gebiet und vor allem bei momentanen Nebenwirkungen, die aber bei Herabsetzung der Dosis wieder verschwinden. Wer schon einmal für längere Zeit phenazetinhaltige Mittel genommen hat, für den ist Acetylsalicylsäure oft ohne ausreichende Wirkung. Das Mittel ist oft magenunfreundlich, Bildung und Qualität des Magenschleims werden beeinträchtigt, so daß es sogar zu Blutungen aus der Magenschleimhaut kommen kann. Manchmal kommt es zu allergischen Reaktionen in Form von juckenden Hautausschlägen oder Asthma. Bei Dosen über 3 g pro Tag können Schwerhörigkeit, Schwindel, Ohrensausen, Kopfschmerzen und Benommenheit auftreten. Die Schwerhörigkeit stellt sich bei der hals-nasen-ohrenärztlichen Untersuchung wie eine gewöhnliche, unveränderbare Schwerhörigkeit dar, so daß es zu Fehlbeurteilungen kommen kann, wenn der untersuchende Arzt nichts von dem Medikament weiß. Alle Nebenerscheinungen verschwinden aber wieder, wenn das Medikament fortgelassen oder auch nur die Dosis verringert wird.

Phenazetin. Diese Substanz ist hauptsächlich in Mischpräparaten enthalten. Es ist eines der am besten auf Kopfschmerz wirkenden Mittel. Außerdem besteht eine psychische Wirkung, da Aufmerksamkeit, Konzentrationsvermögen und Wohlbefinden verbessert werden. Außerdem ist Phenazetin fiebersenkend (zum Beispiel bei Grippe). Akute Nebenwirkungen kommen kaum vor. Allerdings verleiten die angenehmen Eigenschaften der Substanz, vor allem wenn sie zusammen mit Coffein genommen wird, stark zu Mißbrauch. Bei ständigem Gebrauch treten Nierenschäden auf (siehe Seite 101 f.).

Die Einnahme von einem Gramm täglich (etwa in drei Tabletten enthalten) über längere Zeit bewirkt eine eigentümliche, leicht erkennbare schmutzig-graue Verfärbung der Gesichtshaut, die häßlich wirkt. Es entstehen Blutarmut, Phenazetinkopfschmerz, der nur wieder mit Phenazetin zu beseitigen ist, und eine Schädigung der Niere (Phenazetin-Niere).

Selbstverständlich ist nicht die Substanz selbst schuld, sondern nur ihre unkontrollierte, über lange Zeit fortgesetzte Einnahme. Dazu wird aber besonders der Typus migränicus durch die nicht nur kopfschmerzbeseitigenden, sondern auch noch leistungssteigenden Eigenschaften der Substanz verführt.

Antiemetika. Mittel gegen Brechreiz und Erbrechen. Da Kopfschmerz und insbesondere der Migräneanfall häufig mit Übelkeit und Erbrechen auftreten, kann die Einnahme von Antiemetika vorteilhaft sein. Man unterscheidet Substanzen mit direktem Angriff auf die Magenschleimhaut und Substanzen mit zentraler Wirkung auf das Gehirn, die zumeist auch noch eine tranquilisierende (entspannende) Wirkung haben.

Außer Antihistaminika, Cortison, Vitamin B 6 gibt es eine Reihe chemisch anderer, gut wirksamer antiemetischer Substanzen (zum Beispiel Meclizin), die denjenigen, die sehr unter Reisekrankheit leiden, gut bekannt sind. Die wiederholte Einnahme sollte aber nur unter ärztlicher Kontrolle erfolgen.

Mutterkornalkaloide (Ergotamintartrat). Die Auszüge aus Mutterkorn wirken prompt und zuverlässig auf den einzelnen Migräneanfall, vor allem, wenn sie dem Patienten eingespritzt werden. Die Wirkung der Injektion tritt bereits nach zehn bis dreißig Minuten ein. Je frühzeitiger gespritzt wird, um so sicherer ist der Effekt. Diese Behandlung ist die Hauptmethode der Migränezentren in einzelnen Großstädten des Auslands. Da der Migräniker nicht immer rasch einen Arzt erreichen kann, hat man vorgeschlagen, die Migränepatienten sollen, ähnlich den Zuckerkranken, lernen, sich selbst zu spritzen. Eine solche Selbstbehandlung ist durchaus möglich, wird aber wohl die Ausnahme bleiben. Die Einnahme in Form von Zäpfchen ist weniger, aber oft noch ausreichend wirksam. Die Einnahme in Form von Kapseln ist möglich, verbietet sich aber oft wegen der schon bestehenden Übelkeit. Die Mutterkornalkaloide wirken ausschließlich auf den Migräneanfall. Auch hier gibt es — bei täglichen Anfällen — die Gefahr einer Gewöhnung und Abhängigkeit. Als weiterer Nachteil der Mutterkornsubstanzen muß die Möglichkeit von Nebenwirkungen einkalkuliert werden: Übelkeit, Erbrechen, Schwindel, Druck und Beklemmung über der Brust, Mißempfindungen in den Händen.

Die Verabreichung von Ergotamin verbietet sich in folgenden Fällen: Schwangerschaft, stärkere Menstruationsbeschwerden, starke Abmagerung, Schilddrüsenüberfunktion, Fieber, Leber- und Nierenerkrankungen, chronische Herzleiden, Angina pectoris, organische Gefäßkrankheiten (mit Ausnahme der allgemeinen Arterienverkalkung), Hochdruck (Hypertonie), periphere Kreislaufstörungen.

Hydrierte Mutterkornalkaloide (zum Beispiel Dihydergot = DHE) wirken nicht so zuverlässig, sind aber milder und mit geringeren Nebenwirkungen verbunden, so daß sie selbst Schwangeren gegeben werden können. Sie werden daher viel verwendet.

Antidepressiva (Thymoleptika). Die verschiedenen Substanzen dieser Gruppe finden in großem Maße bei der Behandlung aller Formen von Depression und insbesondere bei der sogenannten endogenen Depression Anwendung — und seit einiger Zeit auch bei der Prophylaxe. Beim depressiven Krankheitsbild kommt es zur Aufhellung der depressiven Verstimmung, Steigerung des Antriebs, zur Linderung von Angst, Unruhe, Schlaflosigkeit und selbstquälerischen Vorwürfen. Daß Antidepressiva auch auf Migräne günstig wirken können, ist zuerst an zufälligen Beobachtungen deutlich geworden. Es ist aber eigentlich nicht weiter verwunderlich. Migräniker geraten oft nach langer Krankheitsdauer ebenfalls in einen Zustand der Depression, der Typus migränicus hat deutliche Ähnlichkeit mit der Persönlichkeit des Depressiven, dem Typus melancholicus — Angst spielt auch bei ihm eine große Rolle. Wir haben gesehen, daß in einzelnen Fällen eine schwere, sonst nicht behandelbare Migräne durch die Gabe von Antidepressiva in kleiner Dosis beschwerdefrei blieb. Dies ist ohne Nachteile über Jahre durchführbar. Die Verordnung und Überwachung muß aber Sache des Arztes sein.

Ein Nachteil sind unvermeidliche Begleitwirkungen. Auch bei

niedriger Dosis kommt es oft zu starker Gewichtszunahme. Bei höheren Dosen treten vegetative Nebenerscheinungen hinzu: Blutdrucksenkung, Mundtrockenheit, Verstopfung, Schwitzen, Hitzewallungen oder Frösteln, Hautrötung oder Blässe, Müdigkeit oder Schlafstörungen, Störungen beim Wasserlassen, Pulsbeschleunigung. Alle Nebenwirkungen verschwinden, sobald das Präparat abgesetzt wird.

Die Lithium-Therapie, die bei der Vorbeugung gegen neue Depressionen so vorteilhaft ist, hat bei Migräne und anderen Kopfschmerzen keine Wirkung gezeigt.

Tranquilantien. Es handelt sich um eine weit verbreitete und häufig mißbrauchte Gruppe von Psychopharmaka, die einen Zustand von Ausgeglichenheit, Entspanntheit, Gleichmütigkeit und Freiheit von Angst herbeiführen, ohne dabei gewöhnlich müde zu machen. Es versteht sich, daß sich viele Menschen gern in diesen angenehmen Zuständen befinden. Es entsteht daher rasch eine Abhängigkeit, und man schiebt die Lösung der Grundprobleme nur vor sich her. Zur Behandlung von Kopfschmerzen sind daher Tranquilantien nur vorübergehend und in besonderen Fällen als Vorbereitung und Unterstützung einer anderen Behandlung geeignet, dann aber oftmals sehr wirksam.

Mischpräparate. Leicht anwendbar sind die Mischpräparate, die eingenommen beziehungsweise als Zäpfchen eingeführt werden können. An erster Stelle muß hier für die Behandlung des einzelnen Migräneanfalles die Kombination von Ergotamin mit Coffein (Cafergot) genannt werden; auf dieser Basis wurden weitere Präparate geschaffen, deren schmerzstillender und brechreizmildernder Effekt noch größer ist. Hier sollen nur zwei Präparate genannt werden, die sich bei Anfällen bewährt haben (womit wir aber kein Werturteil über die nichtgenannten Präparate abgeben wollen): Cafergot-PB (Ergotamintartrat, Coffein, Belladonnawirkstoffe, Barbitursäure) steht als Kapseln oder Zäpfchen zur Verfügung; bei seiner Anwendung ist folgender Hinweis zu beachten: Bei schweren Leber- und Nierenschäden kann Abbau bzw. Ausscheidung der Wirkstoffe verzögert sein. Innerhalb einer Woche sollen nicht mehr als 10 Dragees oder 10 Kapseln oder 5 Zäpfchen genommen werden. Nach einer Woche ist unbedingt eine

Pause einzulegen, denn Cafergot und Cafergot-PB sind ausschließlich zur Behandlung des Migräneanfalls bestimmt, der ja viel kürzer dauert. Viele Migräniker neigen dazu, aus Angst vor dem nächsten Anfall ständig derartige Mittel zu nehmen. Die Therapie mit diesen Mitteln soll deshalb nur unter ständiger ärztlicher Überwachung durchgeführt werden. Durch Cafergot-PB kann die allgemeine Reaktionsfähigkeit (Straßenverkehr, Maschinenbedienung usw.) beeinträchtigt werden; die Wirkung von Alkohol wird verstärkt. — Migrexa (Ergotamintartrat, Coffein, Barbitursäure, Aminophenazon, Pangamsäure = Vitamin B 15) ist ebenfalls gut und rasch wirksam. Wenig Nebenwirkungen.

Grundsätzlich sind diese Mittel frühzeitig zu Beginn des Anfalls und dann in ausreichender Dosierung anzuwenden; dabei ist den Zäpfchen der Vorzug zu geben, die bei Übelkeit und Erbrechen sowieso allein in Betracht kommen. Bei unbefriedigenden Ergebnissen kann ein Wechsel des Präparates von Vorteil sein. Auch diese Mittel können bei zu langer Anwendung schwerere Nebenerscheinungen bedingen; muß dann die Behandlung unterbrochen werden, stellen sich gewöhnlich schwere Kopfschmerzanfälle ein. Deshalb sollte man auch in leichteren Fällen auf die nicht-pharmakologischen Behandlungsmaßnahmen wie physikalische Therapie und Entspannungsbehandlung nicht verzichten.

Zur prophylaktischen *Intervallbehandlung* sind in letzter Zeit verschiedene Mittel (Clonidin, Pizotifen, Betablocker) empfohlen worden; sie befinden sich noch im Erprobungsstadium, so daß eine endgültige Stellungnahme noch nicht möglich ist.

Physikalische Therapie

Zur physikalischen Therapie gehört einerseits die Behandlung mit den *naturgegebenen physikalischen Lebensreizen* (Licht, Luft, Wasser, Wärme, Kälte, Bewegung) und andererseits die *Therapie mit künstlich erzeugten Strahlen* (Elektrotherapie, Ultraschalltherapie usw.). Im Gegensatz zur medikamentösen Therapie beeinflußt die physikalische Therapie den Gesamtorganismus stärker als ein einzelnes Organ. Durch Umstimmung des ganzen Körpers soll die Heilwirkung erreicht werden, wobei allerdings auch eine Konzentration der Wirkung an den Stellen des stärksten Krankheitsgeschehens angestrebt wird — bei Kopfschmerzen vielfach mit Erfolg. Die physikalische Therapie erfordert mehr Zeit sowie eine gewisse Ausbildung, was viele Menschen leider davon abhält.

Nachfolgend werden vorzugsweise die Methoden behandelt, die Sie selbst ausüben können und sollten.

Die direkte *Sonnenbestrahlung* (z. B. beim Sonnenbad) bildet den stärksten Naturreiz, der von der Medizin genutzt werden kann. Kopfschmerzkranke vertragen die direkte Sonnenbestrahlung meistens schlecht; ihnen muß häufig von Sonnenbädern gar nicht erst abgeraten werden, weil sie die Sonne von selbst meiden. Es gibt aber keinen ernsthaften Grund, warum sie Sonnenbestrahlung meiden sollten. Dem ersten Kopfschmerz folgt meist rasch eine wohltuende Erschlaffung.

Im Gegensatz zum Sonnenbad steht mit dem *Luftbad* die schonendste Maßnahme einer naturheilkundlichen Behandlung zur Verfügung. Luftbäder ohne direkte Sonneneinwirkung können deshalb praktisch den Patienten bei fast allen Erkrankungen zugemutet werden. Eine direkte Heilwirkung ist bei chronischem Kopfschmerz von Luftbädern allein nicht zu erwarten; sie eignen sich jedoch sehr gut als eine die Entspannung unterstützende Maßnahme. Während des Luftbades soll der ganze Körper unbekleidet der Luft ausgesetzt werden. Um Wärmeverlust zu vermeiden, ist während des Luftbades Bewegung aller Art (Sport, Gymnastik, Spiele, Gartenarbeit usw.) zu empfehlen. Die Dauer des Luftbades richtet sich nach den Witterungsbedingungen; es darf auf keinen Fall zum Frösteln kommen; eventuell soll bei Neigung zum Frieren die Haut mit einer trockenen Bürste abgerieben werden. Man beginnt mit 10 bis 15 Minuten und kann das Luftbad allmählich bis auf 2 Stunden ausdehnen. Empfindliche Personen können mit Teilluftbädern (z. B. nur mit freiem Oberkörper) beginnen.

Wasser ist eine besonders beliebte Anwendungsform in der naturgemäßen Krankenbehandlung, weil es sehr vielseitig und fein abgestuft angewendet werden kann. Der Reizerfolg — die sogenannte Reaktion — wird von der Art sowie von der örtlichen und zeitlichen Verteilung der Wasseranwendungen bestimmt. Der unmittelbare Angriffspunkt ist wieder die Haut, die durch Blutkreislauf und Nervensystem mit allen anderen Körperteilen, auch mit den inneren Organen, eng verbunden ist. Schon durch Teilanwendungen (z. B. an Armen oder Füßen) kommt es zu ausgedehnten

Reaktionen des ganzen Organismus. Über die Haut werden auch das vegetative Nervensystem (unwillkürliches Nervensystem, Lebensnervensystem) und das Zwischenhirn beeinflußt, die unter anderem — was hier besonders interessiert — auf den Tonus der Gefäße und Muskeln des Kopfes regulierend einwirken. Neben dieser Kreislaufwirkung, die im Vordergrund der Wasseranwendungen steht, erfolgt auch eine Wirkung auf den Stoffwechsel, vor allem in Form vermehrter Wärmebildung. Der wirksame Reiz geht dabei nicht vom Wasser selbst, sondern von seiner Temperatur aus. Da die Haut viel mehr Empfängerorgane (Rezeptoren) für die Kälte als für die Wärme besitzt, nutzt man in erster Linie das kalte Wasser als intensiven Reiz. Bei Kältereizen folgt auf die anfängliche Gefäßverengung eine Gefäßerweiterung mit Blutüberfüllung des betroffenen Organs. Das hat schon der böhmische Wasserheilkundige Vinzenz Prießnitz (1799—1851) sehr richtig erkannt, als er feststellte: »Es ist ja nicht die Kälte, die heilt, sondern die Wärme, die durch das kalte Wasser erzeugt wird.« Deshalb ist auch der Eisbeutel wegen der von ihm erzeugten unbiologischen Dauerkälte aus der heutigen Heilkunde weitgehend verschwunden und nur in Ausnahmefällen für kurze Zeit gestattet.

Nach der Temperatur unterscheidet man:

kalte Anwendungen: mit »brunnenkaltem« Wasser, wie es aus der Wasserleitung kommt (8 — 12° C);

laue Anwendungen: mit einer Temperatur von 16 — 25° C;

warme Anwendungen: mit einer Temperatur von 36 — 37 ° C;

heiße Anwendungen: mit einer Temperatur über 38° C;

wechselwarme Anwendungen: warm (5 Minuten) und kalt (10 Sekunden) oder heiß und kalt;

ansteigende Anwendungen: mit allmählicher Steigerung der Temperatur (von 35° C innerhalb 10 Minuten auf 39 — 40° C).

Damit wirklich eine Heilwirkung und keine Schädigung eintritt, müssen folgende allgemeinen Regeln eingehalten werden: Die Raumtemperatur soll etwa 18° C betragen. Die Wasseranwendungen sind 1 bis 2 Stunden vor oder nach den Mahlzeiten zu verabreichen. Werden mehrere Wasseranwendungen verordnet, muß zwischen den einzelnen Maßnahmen ein zeitlicher Abstand von 2 bis 4 Stunden eingehalten werden. Voraussetzung für eine gute

Reizwirkung ist, daß sich der Körper vor jeder kalten Anwendung in einem guten Wärmezustand befindet; diese Anwärmung muß unter Umständen durch Bettruhe, Bewegung oder warmes Wasser erfolgen. Der Patient soll sich erst unmittelbar vor der Wasseranwendung entkleiden; danach ist durch Gehen, Armbewegungen oder Bettruhe für eine rasche Wiedererwärmung zu sorgen. Wenn angängig, sollen nur die stark behaarten Körperstellen und die mit der Luft in Berührung kommenden Körperteile abgetrocknet werden; von der übrigen Haut sind die Wassertropfen mit der flachen Hand abzuschlagen. Während der Menstruation dürfen Frauen nur kleine Teilanwendungen oder Armbäder nehmen.

Nach der Art werden folgende Wasseranwendungen unterschieden: Waschungen, Güsse, Wickel, Auflagen, Bäder und Dämpfe.

Bei der Wahl und Dosierung der Wasseranwendung muß man sich nach der individuellen Reaktionslage des Patienten richten. Der wohl bekannteste Wasserheilkundige, der Wörishofener Pfarrer Sebastian Kneipp (1821—1897), schrieb einmal: »Ich warne vor jedem zu starken und vor jedem zu häufigen Anwenden des Wassers. Der sonstige Nutzen des Heilelementes kehrt sich in Schaden, das hoffende Vertrauen des Patienten in Furcht und Entsetzen.«

Von den vielen Wasseranwendungen, die angeboten werden, eignen sich für die Behandlung chronischer Kopfschmerzen in erster Linie die Oberkörperwaschung, der Knieguß, das Wechselfußbad und das Wassertreten. Diese Maßnahmen sind an keine besonderen Einrichtungen gebunden; jeder Patient kann sie zu Hause selbst durchführen. Die langjährige Erfahrung hat erwiesen, daß Anwendungen an Beinen und Füßen bei Kopfschmerzkranken am wirkungsvollsten sind. In der Naturheilkunde spricht man von einer »ableitenden Therapie«. Dem Kopfschmerzkranken kommt bei der Wasserbehandlung (Hydrotherapie) nicht nur die Wirkung auf Hirngefäße und Kopfmuskulatur zugute, sondern auch die über das vegetative Nervensystem herbeigeführte allgemeine Anregung und Stimulierung der Psyche. Die meistens depressiv — mürrischen und reizbaren — verstimmten Kopfschmerzkranken werden »ganz andere Menschen«.

Die Ausführung der genannten Wasseranwendungen geht folgendermaßen vonstatten:

Die *Oberkörperwaschung* gehört zu den mildesten Wasseranwendungen und eignet sich daher besonders für den Therapiebeginn. Man benötigt dazu bloß ein grobes, mehrmals gefaltetes Handtuch, das in frisches Wasser getaucht und nicht zu sehr ausgedrückt wird. Es wird nur der Oberkörper entblößt. Beginn am rechten Handrücken, dann über die Außenseite des rechten Armes bis zur Schulter und innen zurück; Handinnenfläche, an der Innenseite des Armes aufwärts, Achselhöhle, Hals, Brust, Leib, Flanken, dann linker Arm in der gleichen Weise. Die Oberkörperwaschung dauert etwa 2 Minuten.

Der *Knieguß* wird wie alle Güsse mit einer Gießkanne ohne Brauseansatz (»Rose«) oder mit einem drucklosen Wasserstrahl aus einem Wasserschlauch (Durchmesser etwa 2 cm) vorgenommen. Die Teilgüsse gehören zu den mittelstarken Anwendungen. Verlauf: rechte Zehen — Vorderfuß — Ferse — Wade — Kniekehle (hier 10 Sekunden verweilen) — Innenseite des Unterschenkels — Ferse. Dann linker Unterschenkel. Schließlich vom Vorderfuß aufwärts bis über die Kniescheibe unter Vermeidung der Schienbeinkante und an der Außenseite des Unterschenkels wieder abwärts. Beim Knieguß sollen die Füße auf einem Holz- oder Plastikrost, aber nicht im abfließenden Wasser stehen. Dauer der Anwendung: Entweder so lange wie eine Gießkannenfüllung reicht oder, bei Verwendung eines Wasserschlauches, bis zum Auftreten der Hautrötung.

Eine erweiterte Form bildet der *Schenkelguß,* der ebenfalls bei Kopfschmerzen empfehlenswert ist. Der Oberkörper bleibt beim Knie- und beim Schenkelguß bekleidet. Verlauf beim Schenkelguß: rückwärts am rechten Fuß beginnen — an der Außenseite des Beines aufwärts bis zur Hüfte, dort 10 Sekunden verweilen — an der Innenseite des Beines bis zur Ferse abwärts — linker Fuß — Außenseite des linken Beines bis zur Hüfte, dort 10 Sekunden verweilen — unterhalb des Gesäßes mit dem Strahl auf die rechte Seite wechseln — aufwärts zur rechten Hüfte, dort bis zum Eintritt der Reaktion verweilen — zur linken Hüfte zurück und an der Innenseite des Beines abwärts. Dann Vorderseite der Beine in gleicher Weise bis zur Leistenbeuge. Seitenwechsel über der Mitte der Oberschenkel.

Bei Kopfschmerzen können schließlich auch der *Armguß* und der *Gesichtsguß* versucht werden.

Armguß: Mit entblößtem Oberkörper stützt sich der Kranke in leichter Rumpfbeuge auf eine kleine Bank oder ein besonderes Gestell. Verlauf: rechte Hand — Handrücken — den Arm aufwärts zur Schulter, dort 10 Sekunden verweilen — den gleichen Weg abwärts, dann linker Arm. Der Armguß wird rechts und links bis zum Eintritt der Reaktion wiederholt, dabei wird der Strahl von den Handinnenflächen an der Innenseite der Arme aufwärts geführt. Der Armguß kann auch im Sitzen verabfolgt werden. *Gesichtsguß:* Auf der rechten Seite unterhalb der Schläfe beginnend wird das Gesicht langsam umkreist, Querstriche über der Stirn, Längsstriche von der Stirn zum Kinn, Umkreisung des ganzen Gesichtes. Das Gesicht wird dann gut abgetrocknet.

Beim wechselwarmen Fußbad wird ein zwei- bis dreimaliger Temperaturwechsel durchgeführt; man beginnt prinzipiell im Warmen (5 Minuten) und schließt im Kalten (10 bis 15 Sekunden). Dabei stehen die Füße bis zur Mitte der Wade im Wasser. Man benötigt dazu zwei breite Eimer.

Das *Wassertreten* ist ein ausgezeichnetes Abhärtungsmittel und wirkt ableitend vom Kopf. Wenn kein spezielles Becken vorhanden ist, kann man behelfsmäßig auch in der Badewanne oder in einem großen Eimer wassertreten. Das Wasser hat wadentief zu sein. Bei jedem Schritt sollen die Beine ganz aus dem Wasser gehoben werden, so daß sie einen Augenblick an der Luft sind. Das Wassertreten darf nicht länger als $^1/_2$ bis 1 Minute dauern. Gerade bei dieser Anwendung wird immer wieder gegen den Grundsatz von Kneipp, eine kalte Anwendung hat kurz zu sein, gesündigt. Das Wassertreten kann durch Gehen im frischen Tau oder Schnee ersetzt werden; ergänzend wirkt das Barfußgehen bzw. das Tragen von Kneipp-Sandalen.

Nach unseren Erfahrungen kann Kopfschmerzkranken auch das *Schwimmen* im warmen Wasser und der Besuch der *Sauna* durchaus angeraten werden. Gelegentlich löst ein Saunabad einen Migräneanfall aus. Das ist aber kein wirklicher Gegengrund, denn es gilt auch hier wieder: rasche Entspannung als Anfallsauslöser. Dabei ist auch zu beachten, daß es auch bei der Sauna zu einer vorübergehenden Verschlechterung der Beschwerden im Sinne einer »Badereaktion« kommen kann.

Bewegungsübungen verschiedener Art nehmen in der selbst durchgeführten Kopfschmerzbehandlung ebenso wie in der Klinik einen großen Raum ein. Gymnastische Übungen und *Massagen* eignen sich besonders zur leib-seelischen Entspannung. Es kommt dabei zu einer kräftigen Durchblutung der Muskulatur, die sich auch auf die inneren Organe und das Gehirn auswirkt. Die Massagen können sehr gut durch einen Partner ausgeführt werden. Männer haben allerdings oft zu kräftige Finger. Aber Kinder, die gewöhnlich mit flacher Hand und nicht sehr kräftig massieren, sind geradezu ideal. Es macht ihnen auch viel Spaß. Bei den gymnastischen Übungen kommt es darauf an, daß sie mit Schwung und Konzentration ausgeführt werden. Man nimmt sich am besten ein festes Programm für jeden Tag vor, sonst läßt das Durchhalten der Übungen zu wünschen übrig.

Hinweise für den Übungsablauf: Vor Beginn der Übungen soll der Körper durch Laufen auf der Stelle angewärmt werden. Die Übungen selbst sind korrekt durchzuführen, sonst bleibt die beabsichtigte Wirkung aus. Zwischen den einzelnen Übungen soll der Körper immer wieder durch Ausschütteln von Armen und Beinen gelockert werden.

Eine Reihe leicht durchzuführender Übungen *

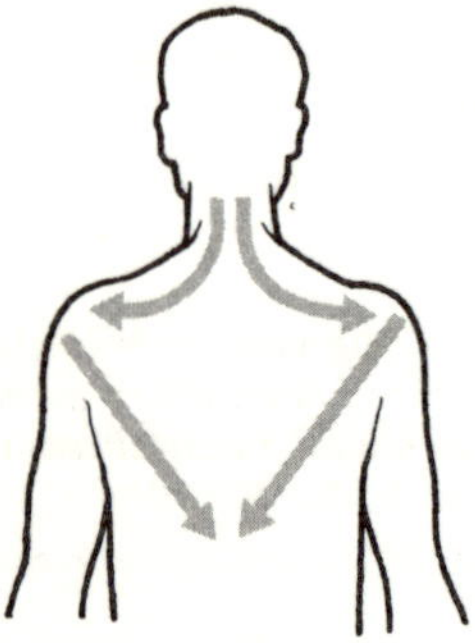

1. Mit den Handflächen vom Hinterkopf bis zu den Schultern und von den Schultern bis zur Wirbelsäule ausstreichen. Zehnmal durchführen.

* Die hier aufgeführten Übungen stammen von Frau Gisela Söhnen, die sie mit den Patienten der Kopfschmerzklinik erarbeitet und ausgeführt hat. Ihr sei an dieser Stelle noch einmal besonders herzlich gedankt.

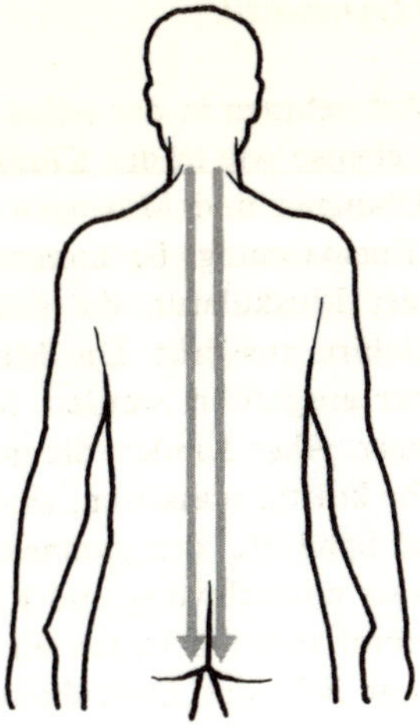

2. Beide Hände übereinanderlegen und unter Druck die Wirbelsäule vom Nacken bis zum Kreuzbein hinunterstreichen. Zehnmal durchführen.

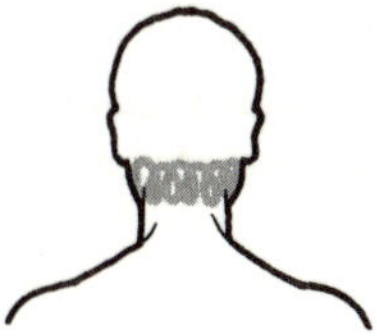

3. Am unteren Rande des Hinterhauptknochens entlang mit den Fingern Kreise beschreiben; jeweils vom Ohr zur Wirbelsäule hin. Fünfmal durchführen.

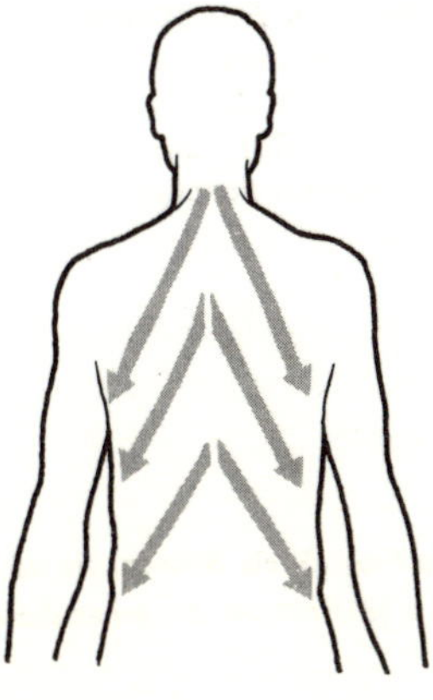

4. Kräftig von der Wirbelsäule her schräg nach unten ausstreichen. Zehnmal durchführen.

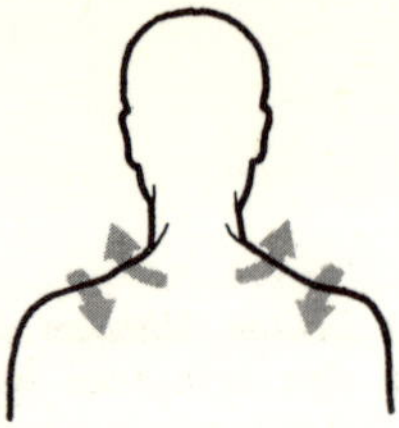

5. Die Schultermuskeln mit sanftem Druck einige Minuten kneten.

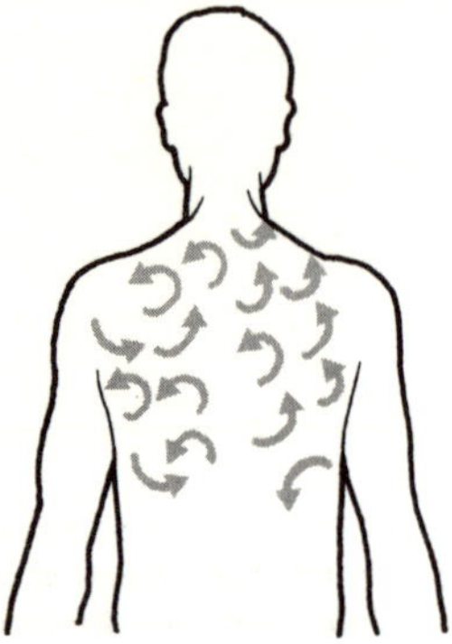

6. Mit den Daumenballen beider Hände werden unter leichtem Druck links und rechts der Wirbelsäule kleine, kreisende Bewegungen durchgeführt. Dadurch wird das Unterhautgewebe über den Muskeln gelockert.

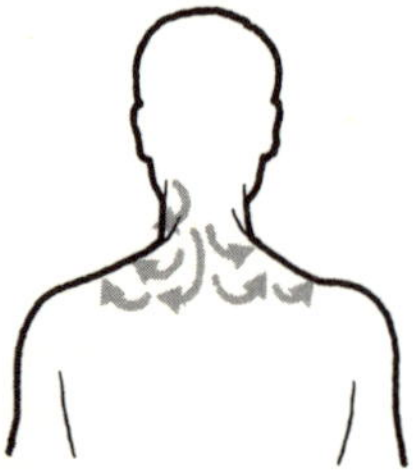

7. Mit den Fingern kreisend den Nacken hinunterstreichen, immer von der Mitte nach außen hin.
Auf jeder Seite zehnmal durchführen.

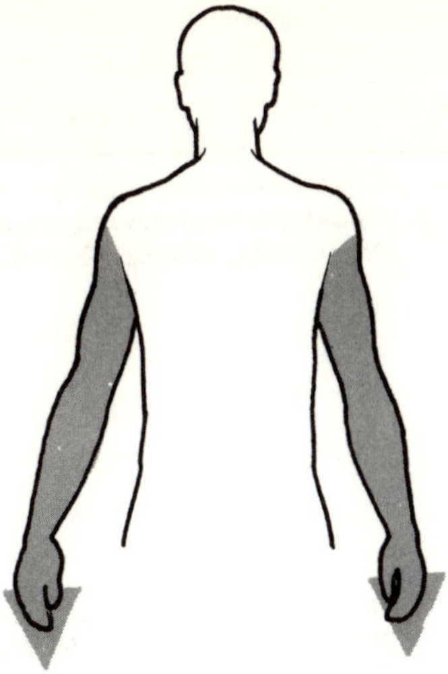

8. Mit beiden Händen die Arme von den Schultern bis zu den Fingerspitzen ausstreichen. Jeden Arm dreimal ausstreichen.

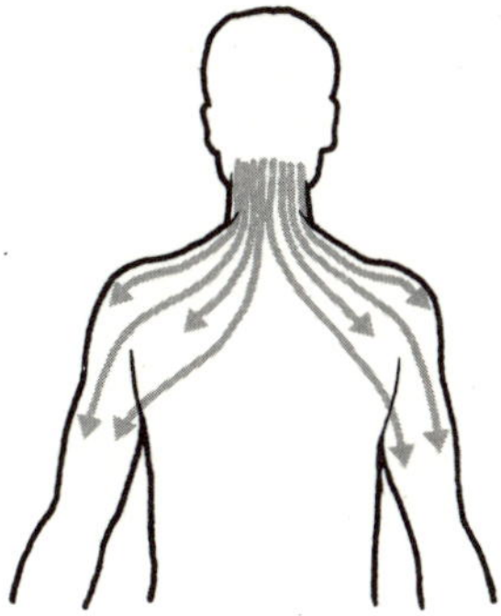

9. Zum Abschluß mit beiden Händen vom Hinterhaupt den Nakken hinunter über die Schultern bis zu den Oberarmen streichen und noch einmal mit übereinandergelegten Händen vom Nakken bis zum Kreuzbein die Wirbelsäule hinunterstreichen.
Je fünfmal durchführen.

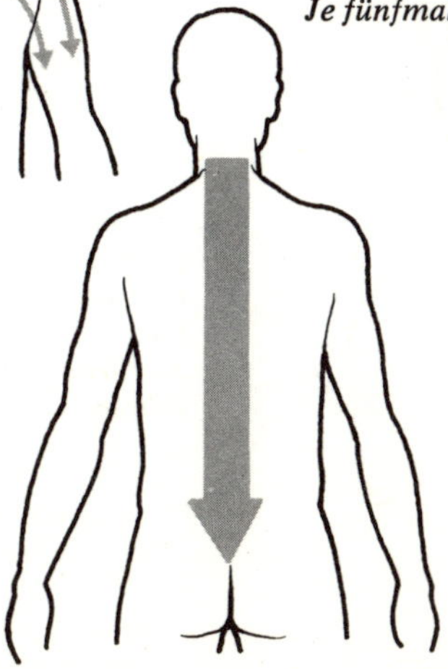

Die nachstehenden Übungen dienen zur Lockerung der Schulter-Nacken-Muskulatur. Sie können ohne besondere Vorbereitung täglich durchgeführt werden. Die Übungen sind so ausgewählt, daß sie weder das Ablegen der Kleidung noch einen Übungsplatz, einen Übungsraum oder andere Vorbereitungen nötig machen. Sie können auch am Arbeitsplatz, zum Beispiel vor der Schreibmaschine, ausgeführt werden.

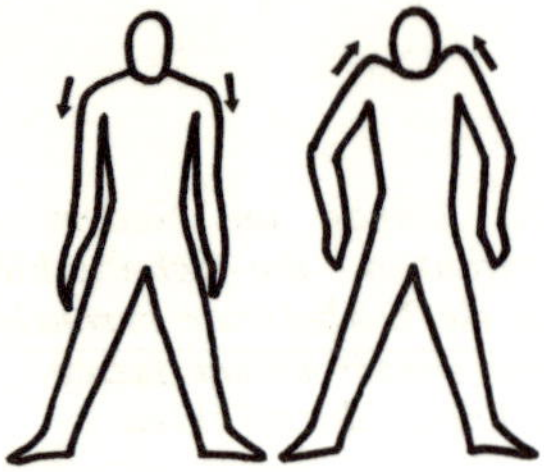

1. Schultern hochziehen bis an die Ohren und kräftig nach unten stoßen.
Zwölfmal durchführen.

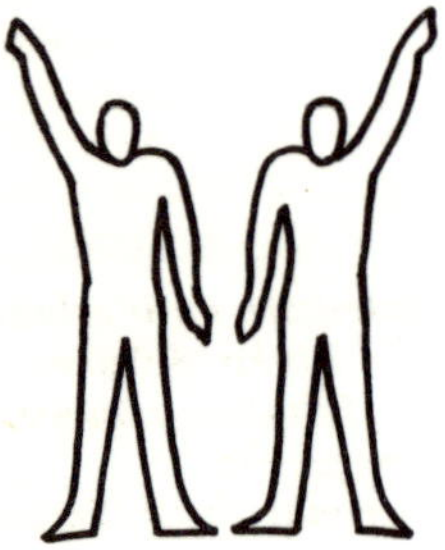

2. Die Arme im Wechsel locker vor- und zurückschwingen.
Zwanzigmal durchführen.

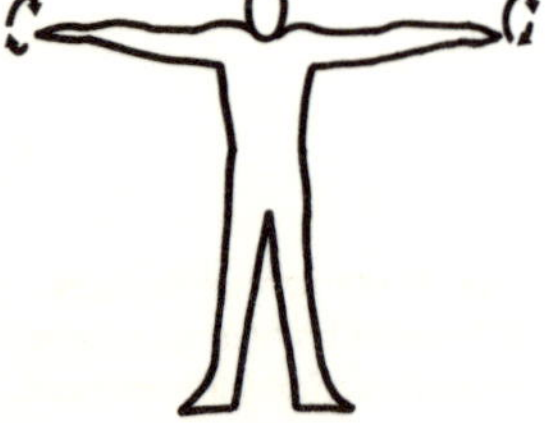

3. Die Arme zur Seite in Schulterhöhe auseinanderstrecken und kreisen.
Zehnmal vorwärtskreisen,
zehnmal rückwärtskreisen.

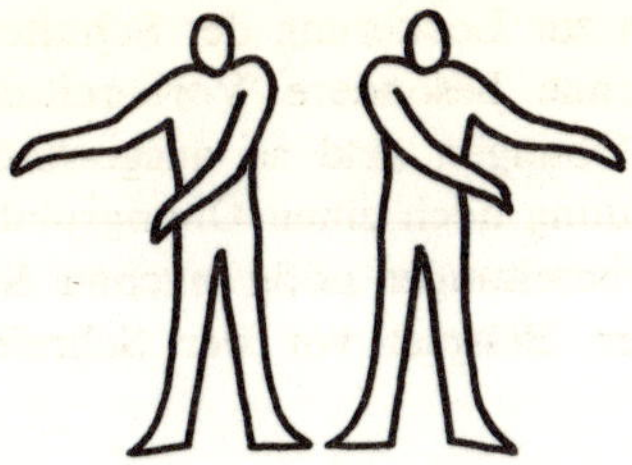

4. Die Arme locker vor dem Körper hin- und herschwingen, von links nach rechts und zurück, dabei ganz locker werden. Zwanzigmal durchführen.

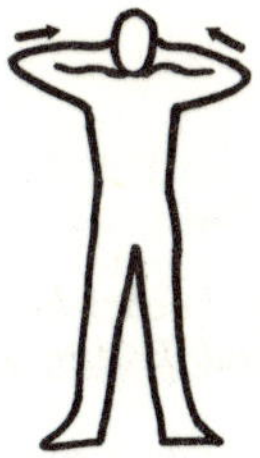

5. Die Hände im Nacken verschränken, die Schulterblätter an die Wirbelsäule heranziehen und wieder locker lassen. Zehnmal durchführen.

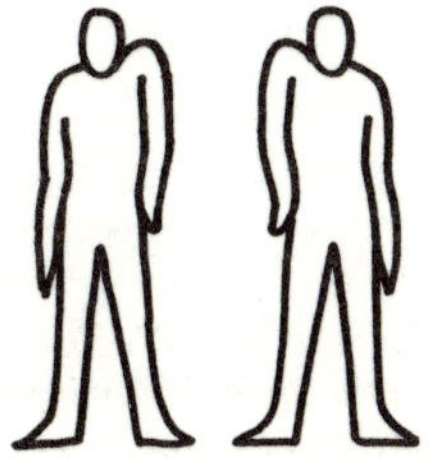

6. Die Schultern im Wechsel hochziehen. Linke Schulter hoch-, rechte Schulter hinunterziehen und umgekehrt. Zwanzigmal durchführen.

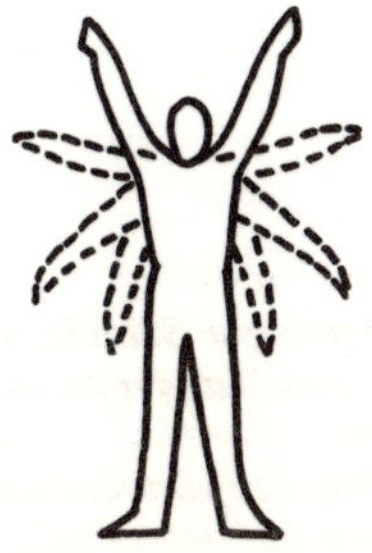

7. Die Arme locker kreisen. Zehnmal vorwärtskreisen, zehnmal rückwärtskreisen.

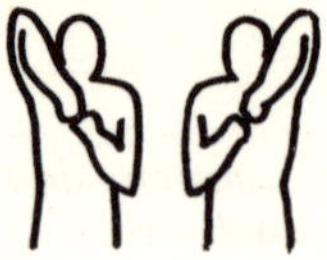

8. Hände auf den Rücken. Die linke Hand greift von oben, die rechte Hand von unten und umgekehrt.
Fünfmal von jeder Seite durchführen.

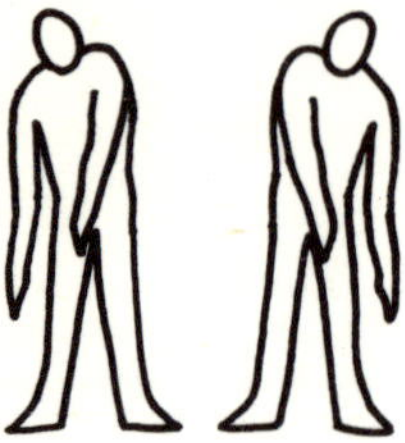

9. Seitneigen des Oberkörpers nach links und nach rechts, dabei die Arme locker hängen lassen.
Übung zehnmal wiederholen.

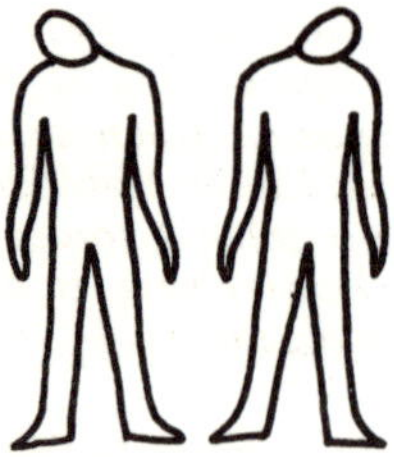

10. Das rechte Ohr auf die rechte Schulter legen. Dann den Kopf ganz lang aus den Schultern herausrecken und nach links legen.
Dreimal nach jeder Seite durchführen.

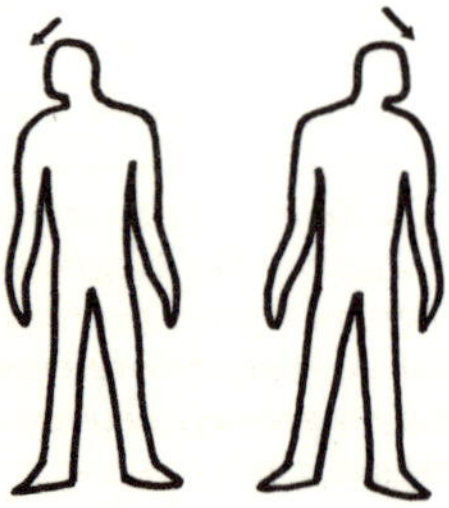

11. Über die rechte Schulter auf die rechte Ferse schauen, über die linke Schulter auf die linke Ferse schauen.
Dreimal zu jeder Seite durchführen.

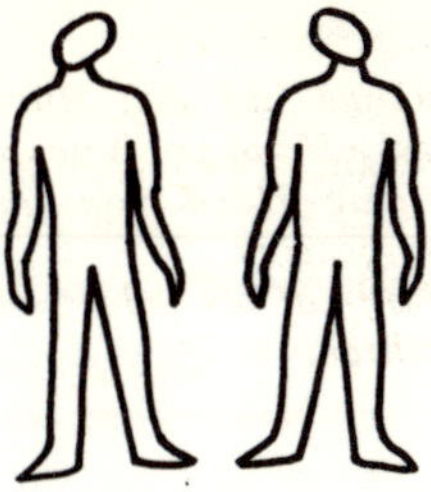

12. Kopf seitwärts drehen und das Kinn anheben. Dreimal zu jeder Seite durchführen.

Zum Abschluß dieses Übungsteils noch einmal die Arme ganz locker vor- und zurückschwingen. Zehnmal durchführen.

Für die Entspannung der Muskulatur kann sehr vorteilhaft auch die sogenannte Yoga-Ruhehaltung benutzt werden, die hier als einzige Übung in das Programm aufgenommen worden ist. Aber auch alle anderen Übungen des sogenannten Körper-Yoga können eingesetzt werden, erfordern aber ein spezielles Training, zu dem Kurse notwendig sind.

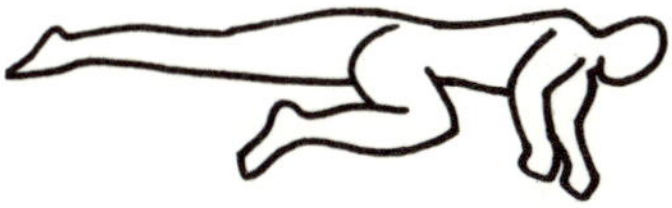

Für die entspannte Seitenlage ist das untere Bein gestreckt und das obere Bein stark angebeugt. Die Arme liegen locker nebeneinander. Das Schulterdreieck wird mit einem weichen Kissen (oder einer Nackenrolle) ausgefüllt. In bezug auf die Beinhaltung stellt die Yoga-Ruhehaltung das Gegenteil der sogenannten Nato-Lagerung (für Bewußtlose) dar, bei welcher das untere Bein gebeugt und das obere gestreckt wird.

Wärmeanwendung durch Rotlicht

Aus dem Arsenal der Geräte und Apparate, die in der physikalischen Therapie zur Verfügung stehen, soll nur das Rotlicht herausgegriffen werden, weil es sich auch zur Selbstbehandlung eignet. Die Rotlicht-Behandlung besteht in der Anwendung von Licht mittels roten Glühbirnen oder vorgeschaltetem Rotfilter. Das langwellige Rotlicht entwickelt weniger Wärme als das »weiße« Licht, dringt jedoch tiefer in das Gewebe ein. Die Haut wird zehn bis fünfzehn Minuten lang bestrahlt. Vor der örtlichen Anwendung leichter Massage kann die Bestrahlung mit Rotlicht vor allem bei knoten- und strangförmigen Muskelverhärtungen angewendet werden. Man benutzt dazu eine in fast jedem Elektrogeschäft erhältliche Rotlichtlampe, die vollkommen ausreichende Dienste leistet. Oft kann die Anwendung von Rotlicht allein schon die Beschwerden beseitigen. Natürlich ist damit zu rechnen, daß sich immer wieder neue Verspannungen und Muskelverhärtungen bilden, aber auch dieses Mittel ist schadlos immer wieder anwendbar. Besteht die Ursache des Kopfschmerzes in falschen Gewohnheitshaltungen (am Schreibtisch, an der Schreibmaschine, beim Autofahren usw.), ist eine durchgreifende und dauerhafte Besserung natürlich nur bei Änderung der Fehlhaltung zu erwarten. Man sollte aber nicht glauben, wie schwer es dem Menschen fällt, seine Gewohnheitshaltungen zu verbessern, auch wenn er die Notwendigkeit einsieht.

Weitere Behandlungsmethoden

In der *Chirotherapie* (Chiropraktik, manuelle Therapie) werden bestimmte Griffe angewandt, um Funktionsstörungen der Wirbelsäulengelenke zu beseitigen oder wenigstens zu bessern. Das bevorzugte Anwendungsgebiet sind der Bandscheibenschaden, der vor allem im Bereich der Halswirbelsäule und der Lendenwirbelsäule auftritt, und kleinere Gefügestörungen, die eventuell auf einen lange zurückliegenden Unfall zurückgeführt werden können.

Kopfschmerzen werden nicht selten durch degenerative Veränderungen der Halswirbelsäule ausgelöst. In diesen Fällen ist eine ursächliche Behandlung nicht möglich, auch kann das Fortschreiten der degenerativen Veränderungen durch keine Therapie verhindert oder verzögert werden. Dagegen ist es möglich und oft ausreichend zur Beseitigung der Kopfschmerzen, die Muskelverspannung im Nacken-Schulterbereich zu lösen. Das geschieht, wie schon besprochen, am besten durch Massage, gymnastische Übungen, Rotlicht und Schwimmen. Die manuelle Therapie gehört ausschließlich in die Hand des dafür ausgebildeten Fachmannes. Dann kann oft Gutes bewirkt werden. In der Mainzer Schmerzklinik und Kopfschmerzklinik arbeitet deshalb ständig der Chirotherapeut Dr. Folkert mit.

Bei der *Neuraltherapie nach Huneke* wird mit einer Injektionsspritze ein örtliches Betäubungsmittel (Novocain, Impletol = Procain + Coffein) in ein Störfeld (Narben, Zähne, Mandeln) oder in der Segmenttherapie in einer dem Ort der Erkrankung entsprechenden Reflexzone injiziert (Segment = Körperabschnitt). Wie so manche sogenannte Außenseitermethode ist die Wirksamkeit der Neuraltherapie zuerst an einem Fall von Migräne erkannt worden. Es handelte sich um Martha Huneke, die Schwester der beiden Brüder Ferdinand und Walter Huneke. Sie erhielt Procain intravenös injiziert. Dadurch wurde ein Migräneanfall gestoppt und nach Wiederholung der Behandlung eine Heilung von dem Leiden erreicht. Daß auch die Neuraltherapie nach Huneke nicht *die* Behandlungsmethode der Migräne geworden ist, zeigt schon, daß die Erfolge nicht beliebig reproduzierbar sind. Wahrscheinlich ist, daß auch bei Martha Huneke nach dem ersten Überraschungserfolg andere Momente für den Dauererfolg bedeutsam wurden. Es handelte sich um ein sehr positives Erlebnis, das somit von Angst befreiend und entspannend wirkt. Für Martha Huneke setzte es dazu den Beginn einer neuen Orientierung; an ihrem Beispiel und mit ihr als Starpatientin entwickelten ihre Brüder die neue Behandlungsmethode — verständlicherweise ein schmeichelhaftes Erlebnis. Dennoch kann man auch heute noch in einigen Fällen von Migräne und anderen Kopfschmerzen durch Neuraltherapie nach Huneke scheinbar überraschende Erfolge erzielen. Deshalb arbeitet in der Mainzer Arbeitsgruppe Schmerzklinik stets auch ein geübter Neuraltherapeut, Dr. Groß, mit. Die Erfolge sind aber, von Ausnahmefällen abgesehen, nur auf Dauer haltbar — wenn auch das, was in diesem Buch über Gymnastik und Psychotherapie gesagt wird, Berücksichtigung findet.

Akupunktur. Es wird den Leser, der das Buch bis hierher gelesen hat, nicht mehr verwundern zu erfahren, daß auch mit Akupunktur bei Migräne ganz überraschende Erfolge erzielt werden können. Die Akupunktur, die altchinesiche »Nadelstich-Methode«, basiert auf der Annahme, daß einzelne Punkte der Körperoberfläche besondere Beziehungen zu den inneren Organen haben. Durch den Einstich von großen und kleinen Nadeln aus Gold, Silber und Stahl in bestimmte Punkte kann man hemmende oder fördernde Wirkungen auf das zugeordnete Organ ausüben. Man nimmt dabei an, daß sich der durch den Stich gesetzte nervöse Reiz im zentralen und vegetativen Nervensystem ausbreitet. Als optimale Einstichtiefe gelten zwei Millimeter. Die Dauer der Nadelung reicht von zwei Sekunden bis zu zwei Minuten. Das Hauptanwendungsgebiet der Akupunktur ist die Schmerzstillung, auch die Beseitigung von Kopfschmerzen. Diese Behandlungsmethode, schon lange in Deutschland ausgeübt und mir (U. H. P.) schon von Vater und Großvater her bekannt, ist zur Zeit stark in Mode, was ihre Wirksamkeit zweifellos erhöht.

Es entspricht dem Wesen des Typus migränicus, auf die Anwendung dieser Methode durch einen charismatischen Heiler mit einem Verschwinden der Beschwerden zu reagieren. Entängstigung und Entspannung sind auch hier die wichtigsten Heilvermittler. Aber auch die eifrigsten Vertreter dieser Methode kennen nur Einzelfälle, in denen die Wirkungsdauer über ein halbes Jahr hinausgeht — aber auch ein halbes Jahr Beschwerdefreiheit ist sehr erfreulich. Dann begibt sich der Migräniker aber erneut auf die Suche nach *dem* Mittel, *der* Behandlungsmethode oder *dem* Arzt, die alle seine Wünsche befriedigen. Er hat nun schon die Erfahrung, daß es so etwas gibt. Untersuchungen in der Mainzer Schmerzklinik durch Gerbershagen und andere lassen nicht erkennen, daß die Akupunktur, als Routineverfahren ausgeübt, anderen Behandlungsmethoden überlegen ist. Sollte der Migräniker — was ihm aber natürlich schwerfällt — sich nach einem ersten Erfolg einer Akupunktur die hier aufgezeichneten Hinweise für Lebensführung, physikalische Therapie und Psychotherapie zu eigen machen, könnte er den vorübergehenden Erfolg in einen dauerhaften verwandeln.

Akupressur. Neuerdings wird auch die Akupressur — Druck des

Fingers auf bestimmte Hautstellen — als Weiterentwicklung der Akupunktur empfohlen. Dem Fingerdruck wird von manchen Kennern der gleiche Wert wie der Nadelung beigemessen. Die Akupressur eignet sich noch mehr als die Akupunktur zur Selbstbehandlung. Die Akupressur gilt in China als bewährtes Mittel zur Linderung von Schmerzen und »nervösen« Beschwerden aller Art. Wichtig ist dabei, den richtigen Punkt exakt zu treffen. Es werden drei Möglichkeiten der Akupressur unterschieden:

Leichte kreisende Massage des Punktes,
mittelstarke Massage,
starke Pressung.

Nach Dr. W. Ulrich, einem hervorragenden Kenner der Akupressur, ist die mittelstarke Massage der Regelfall. Nachdem Daumen oder Zeigefinger auf dem gesuchten Punkt aufgelegt ist, beginnt man mit der kreisenden Massage; dabei sollen zwei bis drei Kreise pro Sekunde ausgeführt werden. Während der massierende Finger auf dem einmal eingenommenen Punkt bleibt, wird die Haut gegen die Unterlage (Muskeln, Knochen) verschoben. Die entsprechenden Punkte sollten auf beiden Körperhälften gleichzeitig und gleichmäßig beeinflußt werden. Die Akupressur soll zwischen einer und fünf Minuten dauern. Wichtig ist, daß die Akupressur in völliger Ruhe und entspannter Haltung vorgenommen wird. Eine weitere Vorbedingung sind kurzgeschnittene Fingernägel und saubere Hände. Wenn die Akupressurstelle schmerzt, muß eingehalten werden.

Sehr weit verbreitet ist die Akupressur der Augenregion, die nicht nur bei Leiden der Augen, sondern auch bei Kopfschmerzen, Müdigkeit, Verstimmungen und Beschwerden der Nase und der Nasennebenhöhlen angezeigt ist. Für die Augen-Akupressur gelten noch folgende Anweisungen: Augen geschlossen halten; nicht auf den Augapfel drücken; nicht übermäßig Kraft anwenden.

Bei Migräne werden mit den Flächen der Fingerkuppen des linken und rechten Daumens die erhöhten Stellen der Augenhöhlen unterhalb des inneren Ansatzes der linken und rechten Augenbraue rauf und runter massiert. Dabei legt man die anderen vier Finger einzeln gekrümmt an die Stirn. Bei jeder Akupressur sind

64 Punktmassagen notwendig. Falls dies nicht ausreicht, kann man die mittelstarke Akupressur eines Punktes zwischen Daumen und Zeigefinger (bei abgespreiztem Daumen) anschließen.

Einschränkend müssen wir hinzufügen, daß wir mit der Akupressur bei Kopfschmerzkranken noch keine ausreichenden eigenen Erfahrungen besitzen, um eine abschließende Meinung über ihre Wirksamkeit bilden zu können.

Eine *neurochirurgische* Behandlung von Kopfschmerzen kommt nur in Betracht, wenn diese das Symptom eines raumfordernden Prozesses (Tumoren, Blutungen, Mißbildungen) sind. Insgesamt machen diese Fälle nur einen verschwindend kleinen Prozentsatz unter allen Kopfschmerzfällen aus.

Psychotherapeutische Methoden

Es entspricht dem Wesen des chronischen Kopfschmerzes als einem vorwiegend psychosomatischen Leiden, manchmal mehr somatisch (körperlich), manchmal mehr psychisch (seelisch) bedingt, daß auch die wirksamen Behandlungsmethoden oft eine scharfe Grenze zwischen körperlicher und seelischer Therapie vermissen lassen. Bei jeder Krankengymnastik, Massage, bei gesunder Lebensführung, auch bei der medikamentösen Therapie, vollends bei der Akupunktur und Akupressur ist ein gut Teil psychischer Therapie dabei, dessen Bedeutung keineswegs immer sicher auszumachen ist.

Das Wesen der Psychotherapie im eigentlichen Sinne des Wortes besteht nun in der Herstellung eines besonderen Verhältnisses zwischen Therapeut und Patient, manchmal Rapport, manchmal Übertragung-Gegenübertragung genannt, in welchem und durch welches sich die heilende Wirkung abspielt. Es muß aber noch ein klar strukturiertes »technisches« Verfahren hinzukommen, dessen Sinnfälligkeit auch dem Patienten einleuchtet. Die Zahl der in diesem Sinne wirksamen Verfahren ist sehr groß. Oft stehen sie in Konkurrenz zueinander, was nicht immer nötig wäre, denn die verschiedensten Methoden haben überzeugende Erfolge aufzuweisen. Aber eine gewisse Intoleranz gegen andere Methoden fördert offenbar die Wirksamkeit der einzig für richtig erkannten Methode.

So ist auch hier die vorgestellte Auswahl von psychotherapeutischen Methoden notwendigerweise von den persönlichen Erfahrungen geprägt, die einer von uns (U. H. P.) mit ihnen hatte. Dies schließt aber keineswegs aus, daß auch mit anderen Methoden gearbeitet werden kann.

Psychoanalyse. Obwohl der Schöpfer der Psychoanalyse, Sigmund Freud, in seinen jungen Jahren an Migräneanfällen litt und auch eine eigene psychoanalytische Theorie der Migräne begonnen hatte, hat er doch offenbar keine psychoanalytischen Behandlungsversuche der Migräne unternommen. Andere Kopfschmerzformen erscheinen bei Freud nur in Zusammenhang mit anderen neurotischen Störungen. Es gibt zwar einzelne Berichte über die erfolgreiche psychoanalytische Behandlung von Migräne, jedoch im allgemeinen wird diese Form der Psychotherapie offenbar sowohl von seiten der Kopfschmerzpatienten als auch von seiten der Therapeuten gemieden. Wir kennen eine Reihe von Migränekranken, die eine begonnene Psychoanalyse wegen eines nicht gemeisterten Widerstands abgebrochen haben, und schließen daraus, daß bei ihnen die Kräfte des Widerstandes gegen die Aufdeckung von Inhalten des Unbewußten besonders stark sind, was aber auch für andere psychosomatische Störungen zutrifft.

Das *Autogene Training* nach J. H. Schultz ist eine methodisch aufgebaute und erlernbare Methode der konzentrativen Selbstentspannung. Das Autogene Training hat Beziehungen zur ärztlichen Hypnose, unterscheidet sich aber von ihr grundsätzlich dadurch, daß bei der Hypnose die Vorgänge beim Hypnotisieren von der Beeinflussung durch den Hypnotherapeuten gelenkt werden, während das Autogene Training ein »vom Selbst ausgehendes Üben« ist. Der Psychotherapeut Karl Robert Rosa schreibt in der Einleitung zu seinem Buch *Das ist Autogenes Training:* »Das Autogene Training als exakte, methodisch klar definierte Selbsthypnose ist eine Kunst, zu sich selbst zu finden und die wiederentdeckte Leiblichkeit in gelöster, ausgewogener Harmonie zu erfahren.«

Das Autogene Training ist die gegenwärtig in Deutschland am weitesten verbreitete psychotherapeutische Methode überhaupt. Diese Methode kann zwar nicht im Selbstunterricht erlernt werden — dazu ist immer die Hilfe eines Lehrers notwendig —, eignet sich aber später vorzüglich zur Selbstbehandlung. Es muß daher davor gewarnt werden, das Autogene Training allein mit Hilfe von Büchern, Schallplatten oder Tonbändern erlernen zu wollen, obwohl sie als begleitende Lektüre sehr nützlich sind. Ebenso sind Übungen in zu großen, unkontrollierten Gruppen abzulehnen. Der ärztliche Leiter einer Gruppe muß die Möglichkeit haben, mit jedem einzelnen Teilnehmer wenigstens kurz zu sprechen und sich über seine Reaktionen berichten zu lassen. Auf diese Weise kann der Arzt auch korrigierend eingreifen. Es gibt aber in allen größeren Städten Kurse, oft im Zusammenhang mit der Volkshochschule, in denen das Autogene Training gelernt werden kann.

K. R. Rosa führt folgende Vorbedingungen an: Raum und Zeit für das Üben. Die Teilnehmer dürfen sich gegenseitig nicht behindern. Die Übungen sollen zu Hause zweimal täglich durchgeführt werden. Optimale Lage zum Üben: entweder Liegehaltung auf einem Ruhebett beziehungsweise Bodenteppich oder Sitzhaltung (angelehnt im Ohrensessel oder auf einem Hocker im »Droschkenkutschersitz«).

Einleitung mit weitgehender bewußter Lockerung nach Anleitung des Lehrers (»Einstimmung in die Ruhe«). Die sogenannte Unterstufe des Autogenen Trainings gliedert sich in sechs Übungen oder Einstellungen:

Einstellungsformel: »Ich bin ganz ruhig«.
Erste Übung: »Rechter Arm ganz schwer« (Schwereerlebnis).
Zweite Übung: »Rechte Hand warm« (Wärmeerlebnis).
Dritte Übung: »Puls ruhig und kräftig« (Pulserlebnis).
Vierte Übung: »Atem ruhig und gleichmäßig« (Atemerlebnis).
Fünfte Übung: »Sonnengeflecht strömend warm« (Plexuserlebnis: Das Sonnengeflecht = Plexus solaris ist eine Schaltstelle des vegetativen Nervensystems im Bauchraum).
Sechste Übung: »Stirn angenehm kühl« (Stirnkühle).

Nach den Übungen bildet die »Zurücknahme« den exakten Abschluß. Dadurch soll der Übende in die normale verfügungsbereite Ruhe-Spannkraft seiner gesamten Muskulatur und seines Nervensystems zurückfinden.

Zur Technik des Autogenen Trainings ist noch folgendes zu sagen:

1. Häufige, regelmäßige Wiederholung kleiner Lernabschnitte.
2. Durcharbeiten des schon angeeigneten Lernstoffes. Beispiel: Vor der ersten Übung der Einstellung Nr. 3 müssen zuerst die Einstimmung und die Einstellungen Nr. 1 und Nr. 2 durchlaufen werden.

Mittels der »formelhaften Vorsatzbildungen« nach J. H. Schultz kann das Autogene Training erweitert und inhaltlich bereichert werden. Es wird von Schultz als Teil der durchschnittlichen Leistung der Unterstufe beschrieben. In die Selbsthypnose werden gezielte Aufträge mit der Absicht eingebettet, sie nach der Hypnose bei Bedarf wirksam werden zu lassen. Durch das Autogene Training wird der Zustand einer flachen Hypnose oder eines gesenkten Bewußtseins erreicht. In diesem Zustand ist die Psyche für suggestive Anweisungen aufnahmewillig. Dabei sollen möglichst kurze, einprägsame Formeln gewählt werden (zum Beispiel: »Puls ruhig bei der Prüfung«).

D. Langen hat nach eigener intensiver Beschäftigung mit den asiatischen Meditationsmethoden diesem Teil des Autogenen Trainings noch mehr Beachtung geschenkt, was zur Ausbildung der »wandspruchartigen Leitsätze« führte:

1. Zunächst sollen störende Faktoren — dazu gehören in der Regel die Leitsymptome — in einen Abstand und damit zu einer Indifferenz gebracht werden, so daß die komplexhaften Irritationen wegfallen.
2. Als zweites versucht man in einem wandspruchartigen Leitsatz die Charaktereigenschaften anzusprechen, die der Patient aus eigener Kraft nicht mobilisieren kann.

Wenn die Unterstufe vollkommen, sicher und prompt beherrscht wird, kann auch die Oberstufe des Autogenen Trainings erlangt werden. Es handelt sich dabei um eine spontane meditative Versenkung. Die Oberstufe kann als eine »Selbstschau« charakterisiert werden: Erkenntnis der eigenen Tiefenperson. Das Oberstufen-Training kann als Einzelunterweisung oder als Gruppenarbeit erfolgen. Der Übende wird dazu angeleitet, sich frei aufsteigenden Bildern zu öffnen. Es entsteht eine Zwiesprache mit dem Unbewußten. Dieser kurze, unvollständige und vielleicht unverständlich bleibende Hinweis muß hier genügen, mehr kann nur die Praxis der Oberstufe aussagen.

Für die reine Entspannung, wie sie bei vielen Kopfschmerzformen anzustreben ist, genügen die ersten beiden Einstellungen der Unterstufe des Autogenen Trainings. Dabei kann die generelle Entspannung der Muskulatur auf besondere Muskelgruppen — zum Beispiel Rücken- und Schultermuskulatur — konzentriert werden. Zur Information über das Autogene Training, aber ebenso zur Begleitung während des Lernens, können die Schriften von D. Langen *Der Weg des Autogenen Trainings* und K. R. Rosa *Das ist Autogenes Training* und *Das ist die Oberstufe des Autogenen Trainings* empfohlen werden.

Neben dem außerhalb Deutschlands erst langsam bekannt werdenden Autogenen Training gibt es noch zahlreiche andere Entspannungsmethoden, mit denen sich der gleiche Zweck erreichen läßt. In den englischsprachigen Ländern wird am häufigsten die Entspannungsmethode von Jacobson benutzt. Für eine vertiefende Lektüre empfiehlt sich das Buch *Der Mensch in der Entspannung* von B. Stokvis und E. Wiesenhütter.

Verhaltenstherapie. Auf den Grundlagen der Lerntheorie hat sich seit etwa 1950 eine neue Psychotherapieschule entwickelt, die heute schon sehr weit verbreitet ist, zum Teil sogar eine beherrschende Position einnimmt. Sie wird in erster Linie von Psychologen betrieben. Die Verhaltenstherapie geht davon aus, daß bestimmte menschliche Verhaltensweisen und bestimmte Situationen zusammen vorkommen; demnach kann das Verhalten als eine Funktion der Situation, in der sie vorkommt, verstanden werden. Neurosen und Psychosen gelten deshalb hier nur als verschiedene Beispiele für abnormes gelerntes Verhalten. Im Gegensatz zur Psychoanalyse und ähnlichen Verfahren forscht die Verhaltenstherapie nicht nach den Motiven, Konflikten, Gedanken und Gefühlen, die ein bestimmtes Verhalten bedingen und erklären. Entsprechend den theoretischen Grundlagen der Verhaltenstherapie wird der Ausdruck »Verhalten« in einem viel weiteren Sinne gebraucht als es in der Umgangssprache sonst üblich ist. Auch Angst oder Kopfschmerz sind danach Formen — unerwünschten — Verhaltens.

Nur das am Kranken offen zu beobachtende gestörte Verhalten wird direkt behandelt. Wenn zum Beispiel ein Patient über abnorme Muskelverspannungen oder Platzangst klagt, werden nur diese Beschwerden behandelt, und mit deren Verschwinden wird die Behandlung abgeschlossen. Liegen mehrere Störungen vor, wird eben eine nach der anderen behandelt.

Hierzu sind verschiedene Methoden entwickelt worden. Generell können hierbei drei große Gruppen unterschieden werden:

1. Verfahren zur Erniedrigung der Auftrittswahrscheinlichkeit unerwünschten »Verhaltens«.
2. Verfahren zur Erhöhung der Auftrittswahrscheinlichkeit erwünschten Verhaltens.
3. Kontrolle des Verhaltens mit Hilfe bestimmter eindeutiger Reize.

Das Anwendungsgebiet der Verhaltenstherapie umfaßt Neurosen aller Art sowie Störungen bei Kindern, die bislang der Heilpädagogik vorbehalten gewesen sind (Hirnschäden, Schwachsinn, Körperbehinderungen, Verwahrlosung usw.). Gegenüber anderen Formen der Psychotherapie weist die Verhaltenstherapie folgende Vorteile auf: Kurze Behandlungszeiten bei zum Teil eindrucksvollen Erfolgen; verhältnismäßig kurze Ausbildung der Therapeuten; Erfolg oder Mißerfolg lassen sich schon nach kurzer Zeit besser voraussagen; der Abbruch der Behandlung ist nicht schädlich. — Die besten Erfolge lassen sich bei der Behandlung der Angst, insbesondere der phobischen Angst erzielen.

Am weitesten verbreitet ist die verhaltenstherapeutische Methode der *»aktiven Desensibilisierung«* nach J. Wolpe, die sich auch bei Migränikern und anderen Kopfschmerzkranken mit Ängsten sehr bewährt hat. Diese Methode geht in drei Schritten vor:

1. Einübung einer tiefen Entspannung. Hierfür kann man sich der Grundstufe des Autogenen Trainings bedienen.
2. Aufstellung einer Ängste-Hierarchie: In einer Liste werden alle angsterregenden Situationen zusammengestellt und nach der ungefähren Stärke der durch sie erregten Ängste geordnet.
3. In einer Serie von Sitzungen (30 bis 40, manchmal weniger) wird der völlig entspannte Patient zunächst aufgefordert, sich die Situation vorzustellen, die am wenigsten angsterregend ist. Er stellt sich dabei gleichzeitig vor, daß er keine Angst hat. Tritt dennoch Angst oder Spannung auf, wird die Übung sofort abgebrochen. Nachdem die Angst wieder verschwunden und

wieder Entspannung eingetreten ist, kann die Übung erneut begonnen werden. Dies wird so lange wiederholt, bis der Patient berichtet, daß die Vorstellung dieser Situation keine Angst mehr erzeugt. Dadurch lösen sich die Verbindungen zwischen der Vorstellung einer Situation und den sie begleitenden Ängsten; diese Ablösung überträgt sich auch auf die Wirklichkeit. Dann geht man zur nächst »schwereren« Angst über und sofort, bis die ganze Liste der Ängste erledigt ist. Manchmal stockt der Fortschritt an einer Stufe, um dann aber doch plötzlich weiterzugehen. Manchmal werden für Patient und Therapeut überraschend Ängste »desensibilisiert«, die noch gar nicht behandelt worden waren (Generalisierungseffekt).

Das Wesentliche bei der aktiven Desensibilisierung ist also, daß man die Übungen in vollständiger Entspannung ausübt, in der normalerweise keine Angst besteht. Angst und Spannung gehören eben immer zusammen. Ferner ist die Zerteilung in möglichst kleine Schritte und der Beginn gerade mit den kleinsten, am wenigsten bedeutungsvollen Ängsten wichtig, was einem ursprünglichen Gefühl widerspricht, das sich gerade dem unangenehmsten Symptom zuerst widmen will.

Nachdem wir erkannt hatten, daß viele Kopfschmerzkranke auch unter offenen und situationsgebundenen Ängsten leiden, haben wir die aktive Desensibilisierung mit Erfolg auch bei ihnen anwenden können, natürlich zusätzlich zu anderen Methoden.

Die aktive Desensibilisierung ist vielenorts mit außerordentlichem Erfolg angewandt worden und zählt gegenwärtig zu den Kurz-Psychotherapie-Verfahren mit der größten Verbreitung. Gewöhnlich sind nicht mehr als 30 Sitzungen erforderlich. Leider ist die Zahl der Therapeuten mit Erfahrung in dieser Methode noch viel zu klein, um den vorhandenen Bedarf zu decken. Zusätzliche Informationen finden sich in dem Taschenbuch *Befreiung von der Neurose* von Schwarz und Sedlmayr.

Autogene Angstbehandlung (Angstbewältigungstraining, Anxiety Management Training). Wegen des Mangels an ausgebildeten Therapeuten und auch aus wirtschaftlichen Erwägungen ist es besonders erfreulich, daß seit kurzer Zeit auch eine verhaltenstherapeutische Methode zur Verfügung steht, die den Patienten nach der Lernphase vom Therapeuten unabhängig macht. Die aus der aktiven Desensibilisierung abgeleitete Methode der autogenen Angstbehandlung wurde erst 1971 von Suinn und Richardson eingeführt. Auch die autogene Angstbehandlung wird in drei Schritten vollzogen:

1. Einübung einer tiefen Muskelentspannung, für die wiederum die Grundstufen des Autogenen Trainings verwendet werden können.
2. Die Patienten werden aufgefordert, sich angsterregende Situationen aus ihrer eigenen Erinnerung vorzustellen; dabei muß es sich nicht um Angstsituationen handeln, die sie zur jetzigen Behandlung veranlaßt haben. Diese Situationen brauchen überhaupt keinen Stellenwert im Leben des Patienten besessen zu haben. Anschließend wird der Kranke aufgefordert, sich Situationen aus seinem Leben vorzustellen, in denen die Angst wieder verschwunden war, und außerdem Situationen, in denen eine tiefe Entspannung vorhanden war.
3. Der Patient wird erneut aufgefordert, sich die angsterregenden Situationen vorzustellen, dann mitten in der Vorstellung abzubrechen und auf eine der positiven Szenen umzuschalten.

Man stellt sich den Erfolg der autogenen Angstbehandlung so vor, daß nach und nach der ängstliche Affekt von der Situation gelöst wird und daß damit auch im wirklichen Leben hierfür eine Angstfreiheit eintritt. Im Gegensatz zur aktiven Desensibilisierung wird keine Angst-Hierarchie aufgestellt.

Nach einer kurzen Einführung durch einen Therapeuten kann der Patient eventuell schon gleich durch die Benutzung von Tonbandkassetten vom Therapeuten unabhängig gemacht werden. Es ist aber ebenso möglich, daß sich der Patient seine Therapie selbst aufbaut. Erfahrungsgemäß fällt es jedoch anfangs schwer, den Sinn und das Prinzip einer derartigen Behandlung zu begreifen. Erst wenn sich der Erfolg einstellt, vollzieht sich der Sinneswandel.

Selbstbehauptungstraining. Kopfschmerzkranke sind — obwohl es nach außen gewöhnlich nicht so scheint — oft selbstunsichere Menschen, die soziale Ängste entwickeln, denen es schwerfällt, berechtigte Kritik an anderen Menschen zu äußern und nicht mehr zumutbare Aufgaben abzuweisen. Die verhaltenstherapeutische Methode des Selbstbehauptungstrainings zielt darauf ab, die Fähigkeit zur Selbstbehauptung in sozialen Situationen zu stärken. Die Anwendung dieser Methoden bei Kopfschmerzkranken hat noch kaum begonnen, weil auch die psychologischen Verhaltenstherapeuten gewöhnlich davon ausgehen, daß Kopfschmerz in *jedem* Fall eine rein körperliche Angelegenheit sei und sie daher nichts anginge. Wir haben aber bei einer Serie von ausgewählten Kopfschmerzkranken sehr überzeugende Erfolge des Selbstbehauptungstrainings gesehen.

Selbstbehauptungs- beziehungsweise Selbstsicherheitstraining ist somit ein Verfahren zur systematischen Verbesserung gestörter sozialer Beziehungen. Die Selbstunsicherheit beruht nicht immer nur auf Angst, sondern auch auf einem lückenhaften sozialen Verhaltensrepertoir der oft zurückgezogen oder in kleinen Zirkeln vertrauter Freunde lebenden Kopfschmerzkranken. Auch hier wird der Therapieweg in kleine Schritte unterteilt, bei denen nochmals viele Unterteilungen in immer kleinere Schritte möglich sind. Folgende Techniken werden von Wolpe empfohlen.

1. Ermutigung durch den Therapeuten. Der Therapeut übt mit dem Patienten selbstsichere Bemerkungen ein, die dieser im Alltagsleben so oft wie möglich anwendet. Wenn der Patient sich zum Beispiel darüber ärgert, daß jemand ihn unfair behandelt, wird er ermutigt, dies in der sozialen Situation auch zum Ausdruck zu bringen. Die realen Situationen werden nachher wieder gemeinsam durchgesprochen.
2. *Verhaltensübung*. Neue, selbstsichere Verhaltensweisen werden mit dem Therapeuten zusammen eingeübt. Dies kann zunächst angstfrei geschehen, weil die Situation ja nur simuliert wird. Auch ein Rollentausch kann zwischen Therapeut und Patient stattfinden. Anschließend werden die neu erlernten Verhaltensweisen in die Realität übertragen. Der Erfolg verstärkt das Selbstvertrauen weiter und mindert die soziale Angst.
3. *Lebenskunst*. Mit diesem Ausdruck meint Wolpe ein Verhalten, bei dem der Patient in einer Situation, wo direkte Selbstbehauptung wegen damit verbundener sozialer Nachteile oder der Verletzung der wohlverstandenen Rechte anderer unangebracht

wäre. Der Patient soll dann Bemerkungen benutzen, die das Gegenüber in eine nachteilige Lage versetzen, die aber nicht den Charakter einer verbalen Aggression besitzen. Auch dies wird zuerst im Modell geübt.

Es geht somit hauptsächlich darum, Forderungen zu stellen, nein zu sagen und zu kritisieren, soziale Kontakte herzustellen und sich Fehler zu erlauben und öffentlicher Beachtung auszusetzen. Die Methode ist aber vorläufig abhängig von einem erfahrenen Therapeuten und nicht zur Selbstbehandlung geeignet.

Das Gestalten. Die jüngste und zugleich eine der ältesten (aus dem 18. Jahrhundert stammende) psychotherapeutischen Arbeitsweisen bezweckt, daß aus Leben und Erleben Form wird. Eine flüchtige Form der Gestaltung haben wir beim Tanz, bei der musikalischen Darbietung (Hausmusik!), beim Gesang, beim Schauspiel, bei der Rede. Eine feste und bleibende Form der Gestaltung finden wir in der Malerei, in der Bildhauerei, im Dichtwerk und in der musikalischen Komposition. Obwohl sich im Vorgang des Gestaltens selbst schon ein Heilungsvorgang vollzieht, erfordert das Ziel der Psychosynthese die Verarbeitung des Gestalteten. Dazu eignet sich das Bild — Zeichnung, Malerei, Plastik — am besten. Praktisch geht das Gestalten so vor sich, daß sich der Patient ganz gelöst in entspannter Haltung dem Zeichnen, Kneten oder Modellieren hingibt. Dazu ist keinerlei Talent erforderlich. Es genügt auch, wenn nur wirre Kritzeleien oder Farbflecke entstehen. Wichtig ist, daß ganz absichtslos drauflosgezeichnet wird. Die entstandenen Bilder sollen die Patienten dann selbst nach einiger Zeit deuten und später zusammen mit ihren Psychotherapeuten verarbeiten. Aber auch das schriftstellerische Gestalten, besonders in der Form des Tagebuches, kann zur seelischen Verarbeitung herangezogen werden.

Wenn von uns auf den Wert des Tagebuches besonders hingewiesen wird, ist eine nähere Erläuterung notwendig. Man kann ein Tagebuch in zwei verschiedenen Formen führen: Als eine Chronik aller Ereignisse oder als »gepflegtes« Tagebuch alter Art, das in vergangenen Zeiten ein Spiegel der Seele seines Inhabers war. Für den Kopfschmerzkranken, vor allem für den Migräniker, sind beide Tagebucharten gleich wertvoll, und deshalb ist eine Kombination beider zu empfehlen.

Diese Erfahrungen an der Mainzer Kopfschmerzklinik haben gelehrt, daß es zweckmäßig ist, über eine längere Zeit ein genaues Tagebuch über das tägliche Leben zu führen. Bei der Betrachtung längerer Zeitspannen wird oft erst sichtbar, was wirklich als Auslöser einzelner Migräneanfälle angesehen werden darf. Der einzelne Migräniker, der sich ohne Tagebuch über die Auslösefaktoren seiner Anfälle Gedanken macht, kommt dabei meistens nicht sehr weit. Da er vor dem Problem steht, aus einer Vielzahl von Möglichkeiten den Auslöser zu wählen, bleibt er meistens an zufällig auftauchenden Faktoren hängen — wie bestimmten Wetterlagen oder Speisen. Diese Faktoren sind aber nur in den seltensten Fällen die tatsächlichen Auslöser.

Die Auswertung vieler Tagebücher hat uns zu folgender Regel geführt: Der direkte Auslöser für einen Migräneanfall ist nicht so sehr die allgemeine psycho-physische Spannung, sondern die rasche Zunahme oder der rasche Abfall dieser Spannung. Eine rasche Zunahme kann sich zum Beispiel ergeben, wenn zu der gewohnten Tätigkeit noch die Vorbereitung eines Theaterbesuchs oder eines geselligen Beisammenseins kommt. Ein rascher Abfall der alltäglichen Spannung erfolgt gewöhnlich am Wochenende oder in den ersten Urlaubstagen. Hierbei ist aber die individuelle Konstitution mit in Betracht zu ziehen: Was für den einen tägliche Routine ist, kann für den anderen eine ungewöhnliche Belastung bedeuten.

So kann die auslösende Situation im Einzelfall nur aus der ganzen Biographie und aus der Kenntnis der allgemeinen Lebensgewohnheiten des betreffenden Patienten erschlossen werden. Wenn man den Migräniker einmal auf die für ihn zutreffenden auslösenden Situationen hingewiesen hat, besitzt er eine praktikable Handhabe, um in Zukunft solche Situationen früh genug zu erkennen. Es geht aber nicht darum, solche Situationen in Zukunft zu meiden, sondern sie müssen analysiert werden, und der Patient muß instand gesetzt werden, sie zu meistern, eventuell mit Hilfe des Selbstbehauptungstrainings.

Nun zum Tagebuch »alter Art«. Wie wohltätig erlösend dieses schriftstellerische Gestalten wirken kann, weiß nur der, der schon selbst einmal dem Papier sein innerstes Erleben anvertraut hat. Eine besondere Spielart stellt das »Traum-Tagebuch« nach dem Vorschlag des Bildhauers und Arztes Dr. P. Bjerre dar: Es werden laufend alle Träume und Traumbruchstücke aufgezeichnet und mit dem Datum versehen. Spontane Einfälle dazu, die gleich oder später auftreten, werden ebenfalls notiert. Ab und zu soll der Träumer sein Traum-Tagebuch durchlesen und dabei neu auftretende Einfälle wieder niederschreiben. Dabei ist es gar nicht notwendig, daß der Träumer jeden einzelnen Traum vollkommen versteht. Schon das Führen des Traum-Tagebuches und die gelegentliche Versenkung darin genügen, um den seelischen Kräften neue Anregungen zu geben. Selbstverständlich kann das Traum-Tagebuch bei einer psychotherapeutischen Behandlung mit großem Gewinn in den Behandlungsplan eingeflochten werden. Dr. Bjerre ist der Ansicht, daß der Traum als aufbauende Funktion der Persönlichkeit einen Selbstheilungsvorgang der Seele darstellt.

Kleines Symptom- und Krankheitsregister

Es wird Ihnen nicht ganz leichtfallen, aus der Zahl der anwendbaren Behandlungsmethoden die für sie geeignete herauszufinden. Deshalb folgt hier noch einmal eine Liste mit Hinweisen, die sich auf die am häufigsten vorkommenden Situationen bezieht.

Der seltene Migräneanfall. Es bestehen keine Bedenken gegen die Anwendung aller im Handel befindlichen Kopfschmerzmittel (siehe Seite 151 ff.), da durch die kurze Dauer ihrer Anwendung keine Gefahr der Gewöhnung und damit Belastung der Körperorgane besteht. Trotzdem sollten Sie vorsichtig sein und nach Möglichkeit mit Salicylsäurepräparaten (siehe Seite 151) auszukommen trachten. Bei Brechreiz und Erbrechen kann man ein Antiemetikum (siehe Seite 153) hinzufügen. Manchmal genügt aber auch schon das Autogene Training (siehe Seite 175), was natürlich noch besser ist. Aber auch hier gilt: Wenn Sie in der Selbstbeurteilung festgestellt haben, daß Sie zu Angst und Spannung neigen, dem Typus migränicus angehören, sollten Sie auf jeden Fall Entspannungsübungen und Angstdesensibilisierung (siehe Seite 179) anwenden.

Der häufige Migräneanfall. Hier muß auf Kopfschmerzmittel möglichst weitgehend verzichtet werden, außer vielleicht auf Salicylsäurepräparate (siehe Seite 151 f.). Wenn schon Kopfschmerzmittel-Abhängigkeit besteht, bitte Seite 156 beachten. Man soll die Anfallsauslöser studieren, am besten mit Hilfe eines Tagebuchs (siehe Seite 68) und sie beseitigen oder die eigene Sensibilität dafür verringern (siehe Seite 179). Bei Angst und Spannung, bei Typus migränicus wie bei seltenen Migräneanfällen verfahren.

Auslöser des Migräneanfalls. Siehe unter »häufiger Migräneanfall«. Ein häufiger Fehler ist jedoch, daß man der anfallsauslösenden Situation zuviel Beachtung schenkt und die erst dazu führenden Voraussetzungen der Anfallsbereitschaft zuwenig beachtet.

Typus migränicus. Es muß nach der besonderen Situation eine Vielzahl von Methoden angewendet werden: Lebensführung (siehe Seite 145), entspannende Verfahren (siehe Seite 179 f.), gymnastische Übungen (siehe Seite 162), Traum-Tagebuch (siehe Seite 184 f.), Selbstbehauptungstraining (siehe Seite 181).

Verspannung. Alle Methoden der Entspannung (siehe Seite 179 f.), der Wasserbehandlung (siehe Seite 157 f.), Massage (siehe Seite 162), der Gymnastik (siehe Seite 166) können angewendet werden. Insbesondere sind die Nacken- und Schulterpartien zu beachten und entsprechende Übungen (siehe Seite 166) oder/und Massage (siehe Seite 164) durchzuführen.

Ängste. Im Abschnitt Verhaltenstherapie (siehe Seite 178) autogene Angstbehandlung (siehe Seite 180) und Selbstbehauptungstraining (siehe Seite 181) finden Sie alles Notwendige.

Cluster-Kopfschmerz. Der Cluster-Kopfschmerz spricht auf Ergotamintartrat ebenfalls hervorragend an. Da es bei dieser Kopfschmerzform zu häufig wiederholten, kurzdauernden Anfällen kommt, ist eine Injektionsbehandlung praktisch unmöglich. Hier bietet das Dosier-Aerosol »Ergotamin Medihaler« einen Ausweg. Das Dosierventil dieses Taschen-Inhalators gibt bei jeder Betätigung eine stets gleichbleibende Menge des Wirkstoffs, der in einem indifferenten Treibgas suspendiert ist, frei. Meistens genügt eine einzelne Inhalation; bringt sie noch keine Erleichterung, darf sie nach frühestens fünf Minuten wiederholt werden. Die Tageshöchstdosis beträgt sechs Inhalationsstöße. Kinder dürfen nur ärztlich verordnete Inhalationen unter Aufsicht Erwachsener vornehmen. Der Wirkungseintritt erfolgt ebenso schnell wie nach einer Injektion, da das Ergotamin durch die Schleimhäute der Mundhöhle und der Atemwege sehr rasch aufgenommen wird. Allerdings hat sich der Ergotamin Medihaler nicht so recht durchsetzen können; das kann einmal daran liegen, daß er wegen des bitteren Geschmacks des Inhalats von vielen Patienten abgelehnt wird, zum anderen daran, daß die Wirkung nicht immer überzeugend ist; zuletzt muß noch bemerkt werden, daß der Patient auch bei dieser Therapie leicht die richtige Dosis überschreitet.

Depressive Verstimmung. Die Antidepressiva (siehe Seite 154) stellen gewöhnlich eine große Hilfe dar. Auch hierbei sollten sinnvolle Lebensführung (siehe Seite 145) und Entspannungsübungen (siehe Seite 162 ff.) nicht vergessen werden.

Depressiver Kopfschmerz. Der Kopfschmerz ist hier nur Symptom einer endogenen Depression. Ihre Behandlung sollte immer vom Arzt beziehungsweise Facharzt (Nervenarzt, Psychotherapeut) vorgenommen werden.

Kopfschmerzmittelabhängigkeit. Die Gefahren wurden eindringlich auf Seite 98 ff. beschrieben. Eine Entziehung, die am leichtesten in der Klinik durchzuführen ist, ist notwendig. Daher stellt die klinische Entziehung den Regelfall dar.

Körperlich bedingter Spannungskopfschmerz. Massage (siehe Seite 162 ff.) und gymnastischen Übungen (siehe Seite 166 ff.) beseitigen den Kopfschmerz gewöhnlich rasch. Tritt er erneut auf, helfen die gleichen Maßnahmen. Ist eine Gewohnheitshaltung die Ursache, sollte sie geändert werden (siehe Seite 89). Hier sind Kopfschmerzmittel besonders sinnlos.

Psychisch bedingter Spannungskopfschmerz. Auch hier sind die gleichen physikalischen Maßnahmen wie beim körperlich bedingten Spannungskopfschmerz von großem Nutzen. Zusätzlich sollten die psychotherapeutischen Methoden der Entspannung (siehe Seite 174 f.) angewendet werden. Außerdem gesunde Lebensführung und fallweise andere psychotherapeutische Maßnahmen.

Hysterischer Kopfschmerz. Behandlung durch einen Psychotherapeuten, gewöhnlich einen Psychoanalytiker.

Kopfschmerzen nach Kopfunfällen. Man muß verschiedene Formen unterscheiden.

1. *Der frische Kopfschmerz.* Die Behandlung erfolgt mit Bettruhe, Kreislaufmitteln (zum Beispiel Dihydergot) und Kopfschmerzmitteln unter Leitung des Arztes oder im Krankenhaus. Bei allen anderen Kopfschmerzarten nach Kopfverletzungen ist vor Kopfschmerzmitteln zu warnen.
2. *Narbenkopfschmerz.* Die Unterspritzung der Narben mit Novocain oder einem anderen Lokalanästhetikum kann den schädlichen Reflex unterbrechen und den Schmerz eventuell für dauernd zum Verschwinden bringen. Auch kleine Depots derselben Mittel in die Haut der Narbenumgebung (intracutane Quaddeln) können denselben Erfolg haben. Beide Methoden gehören in die Hand des darin geübten Arztes. Akupunktur und Akupressur können gerade hilfreich gegen diesen Schmerz sein (siehe Seite 172). Da Schmerzen, auch Narbenschmerzen, leicht zu Muskelverspannungen am Kopf, im Nacken und am übrigen Körper führen, wirken Entspannungsverfahren auf indirektem Wege gegen Kopfschmerzen (Gymnastik, siehe Seite 166, Sauna siehe Seite 161, Autogenes Training, siehe Seite 175). Manchmal reichen sie allein aus, um den Schmerz zu beseitigen.
3. *Anfallsartiger Kopfschmerz.* Wanderungen in frischer Waldluft, Schlaf, Kaffee sind oft schon ausreichende Maßnahmen. Entspannungsmaßnahmen (Gymnastik, siehe Seite 166, Sauna, siehe Seite 161, Autogenes Training, siehe Seite 175) sind auch hier von großem Nutzen.
4. *Dauerkopfschmerz.* Erste Voraussetzung einer Besserung ist hier der Verzicht auf die Verfolgung weiterer Rentenansprüche. Wir wissen, daß dies sehr schwerfällt, zumal es auch nicht nur um die Kopfschmerzen geht. Auch die Anwälte unterstützen derartige Kopfschmerzkranke gewöhnlich intensiv in der Weiterverfolgung der Rentenansprüche, weil sie ein heimliches Komplott zwischen Ärzten und Versicherungsgesellschaften argwöhnen. Ein Anwalt, der vielen Klienten von der Verfolgung ihrer Ansprüche abrät, hätte aber vielleicht auch bald keine mehr. Als Arzt habe ich (U. H. P.) immer wieder einmal den

Fehler gemacht, den inständigen Bitten der Schmerzkranken nachzugeben, so daß ich die Behandlung während des Rentenkampfes aufnahm. Manchmal wußte ich auch nichts davon. In keinem dieser Fälle konnte ich einen Behandlungserfolg erzielen. Unbewußte Tendenzen, die eine Unbehandelbarkeit beweisen wollen, stellen sich der bewußten Behandlungsabsicht entgegen. Wir Menschen sind nun einmal so und sollten dies sowohl bei uns selbst als auch bei anderen respektieren — wir sollten aber auch die vernünftigen Konsequenzen daraus ziehen. Auch der erfolgreiche Abschluß eines Rentenverfahrens, das heißt die Zuerkennung von Zahlungen, bewirkt die Aufrechterhaltung der Beschwerden. Bei der sinnvollen Behandlung, die am besten wenige Wochen bis Monate nach dem Unfall einzusetzen hätte, werden folgende Methoden angewandt:

1. Allgemeine Entspannungsverfahren (siehe Seite 162),
2. Herausarbeitung der Ängste und deren Sensibilisierung (siehe Seite 178 ff.),
3. autogene Angstbehandlung (siehe Seite 180).

5. *Zunehmender Kopfschmerz.* Zunächst muß die Ursache dafür aufgesucht werden. Besteht sie — wie gewöhnlich — im Kopfschmerzmittelgebrauch, sind die gleichen Behandlungsrichtlinien wie beim Kopfschmerzmittel-Kopfschmerz gültig (siehe Seite 98).

Zusammenfassung des Gesamtbildes

Der besseren Übersicht wegen (und weil Sie vielleicht das eine oder andere wieder vergessen), sollten Sie in der nachfolgenden Problem-Faktoren-Liste alles noch einmal nach Ihrer eigenen Einschätzung eintragen.

Diagnosen: 1. ....

2. ....

3. ....

4. ....

5. ....

Am Kopfschmerz sind wahrscheinlich folgende Faktoren ursächlich beteiligt:

Faktor 1 Anteil geschätzt in %		Behandlung	
Faktor 2 Anteil geschätzt in %		Behandlung	
Faktor 3 Anteil geschätzt in %		Behandlung	
Faktor 4 Anteil geschätzt in %		Behandlung	
Faktor 5 Anteil geschätzt in %		Behandlung	

Namen- und Sachregister

Weiterführende Literatur

Baar, H. A., H. U. Gerbershagen: *Schmerz, Schmerzkrankheit, Schmerzklinik.* Springer-Verlag, Berlin-Heidelberg-New York 1974.

Barolin, G. S.: *Migräne.* Facultas-Verlag, Wien 1969.

Barolin, G. S., D. Aurugg, W. Hemmer: *Kopfschmerz — Headache 1975.* O. Spatz, München 1975.

Bilz, R.: *Studien über Angst und Schmerz.* suhrkamp taschenbuch wissenschaft 44, Frankfurt/M. 1974.

Downing, G.: *Partner-Massage.* Bertelsmann Ratgeberverlag, München 1973.

Frey, R., J. J. Bonica, H. U. Gerbershagen, D. Groß: *Interdisziplinäre Schmerzbehandlung.* Springer-Verlag, Berlin-Heidelberg-New York 1974.

Frey, R., H. H. Wieck: *Schmerztherapie heute.* Aesopus Verlag, Milano-München-Lugano 1974.

Gowers, W. R.: *Das Grenzgebiet der Epilepsie, Ohnmachten, Vagusanfälle, Vertigo, Migräne, Schlafsymptome und ihre Behandlung.* F. Deuticke, Leipzig und Wien 1908.

Heyck, H.: *Der Kopfschmerz.* Differentialdiagnostik, Pathogenese und Therapie für die Praxis. G. Thieme, Stuttgart 1975.

Dalessio, D. J.: *Wolffs's Headache and other Head Pain.* Oxford University Press, New York 1972.

Kanfer, F. H., J. S. Philips: *Lerntheoretische Grundlagen der Verhaltenstherapie.* Kindler-Verlag, München 1975.

Köhnlechner, M.: *Handbuch der Naturheilkunde.* Kindler-Verlag, München 1975.

Kraiker, D.: *Handbuch der Verhaltenstherapie.* Kindler-Verlag, München 1974.

Lange, J., M. Anthony: *Some clinical aspects of migraine.* Arch. Neurol. 15, 356—361 (1966).

Langen, D.: *Die gestufte Aktivhypnose.* G. Thieme, Stuttgart 1969.

Langen, D.: *Der Weg des autogenen Trainings.* Wissenschaftliche Buchgesellschaft, Darmstadt 1968.

Möbius, P. J.: *Die Migräne.* A. Hölder, Wien 1894.

Peters, U. H.: *Wörterbuch der Psychiatrie und medizinischen Psychologie.* Studienausgabe Urban und Schwarzenberg, München 1974.

Pollak, K.: *Knaurs Lexikon der modernen Medizin.* Droemersche Verlagsanstalt, München 1972.

Rosa, K. R.: *Das ist Autogenes Training.* Kindler Taschenbuch. München 1973.

Rosa, K. R.: *Das ist die Oberstufe des Autogenen Trainings.* Kindler Taschenbuch, München 1975.

Suinn, R. M., F. Richardson: *Anxiety management training: a nonspecific behavior therapy program for anxiety control.* Behav. Ther. 2, 498—510 (1971).

Tissot, S. A.: *Abhandlung von der fallenden Sucht* (enthält eine Abhandlung über Migräne). J. G. Müller, Leipzig 1771.

7-2-4-1-7